MÉMOIRE

SUR DES

APPAREILS A EXTENSION PERMANENTE

POUR LES FRACTURES DES MEMBRES INFÉRIEURS EN GÉNÉRAL

ET PRINCIPALEMENT

POUR CELLES COMPLIQUÉES DE PLAIES ET D'ESQUILLES

PRODUITES PAR ARMES A FEU;

PAR FABIEN THOMAS,

DE REVIGNY,

ANCIEN CHIRURGIEN MILITAIRE, DOCTEUR EN MÉDECINE DE LA FACULTÉ DE PARIS,
MEMBRE CORRESPONDANT DE L'ACADÉMIE IMPÉRIALE DE MÉDECINE,
DE LA SOCIÉTÉ MÉDICO-PRATIQUE ET DE L'ATHÉNÉE DE MÉDECINE DE PARIS.

> Sacrifier une partie à la conservation du tout, est la der-
> nière ressource de l'art; il faut, avant de s'y résoudre, épui-
> ser celles qui peuvent rendre à la vie et à leurs fonctions
> l'ensemble de nos organes.
>
> **DESSAULT.**

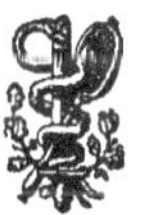

BAR-LE-DUC.

TYPOGRAPHIE DE Mme LAGUERRE, RUE ROUSSEAU, 18.

—

1856.

INTRODUCTION.

Les fractures plus ou moins graves des membres inférieurs ayant de tout temps provoqué les sérieuses méditations des médecins, ont amené des inventions et des modifications d'appareils, dont beaucoup sont tombés dans l'oubli.

Dans le moment actuel, l'extension permanente ou continue, le double plan incliné et l'appareil de *Mayor*, de Lausanne, planchette modifiée de *Souters*, semblent se partager les opinions indécises du monde médical.

L'extension permanente latérale ayant pour base le procédé *Dessault*, c'est-à-dire prenant ses points d'appui sur les parties latérales du membre, quoique modifiée une infinité de fois selon les habitudes, les besoins et les circonstances, n'est cependant jamais sortie de la voie latérale.

Partisan de l'extension permanente, je viens proposer des appareils à extension permanente placés sous le membre, et agissant sur sa partie médiane.

A l'avantage d'une extension directe, d'oblique qu'elle est dans les procédés connus et employés, il faut joindre celui de l'immuabilité du membre et de l'appareil qui se trouve lui être adapté de manière à faire corps commun avec lui ; un autre avantage qui ne se trouve dans aucun procédé, est celui des pansements sans mouvement pour le membre, sans douleur pour le blessé.

Si mon appareil était adopté, une fois posé, les pansements seraient aussi faciles que pour une plaie grave sans fracture ; la sécurité assurée par ce moyen de contention et la facilité subséquente des pansements, feraient conserver beaucoup de membres que la crainte des difficultés diverses, considérées comme insurmontables, décident trop souvent à amputer.

Je n'ai point eu l'occasion de l'employer dans les fractures par armes à feu, mais, par analogie, je crois pouvoir assurer qu'il réussira parfaitement ; car avec cet appareil on peut laisser la plaie et les parties environnantes libres, sans être obligé de les serrer par des liens qui font quelquefois tant de mal, la visiter quand on le juge nécessaire, sans le moindre déplacement du membre ou de l'appareil, et y appliquer toutes les médications qui pourront être utiles.

A ces considérations, si j'étais appelé devant un jury médical, aux objections et observations qui me seraient faites, je tâcherais de prouver, non-seulement la facilité d'application, en posant moi-même l'appareil, mais de démontrer, la preuve à l'appui, qu'il peut tenir plus que je n'ai promis.

Il n'entre point dans le plan de ce mémoire de donner la description des procédés les plus usités, seulement je me permettrai quelques comparaisons pour tâcher de faire ressortir les avantages que je trouve au mien.

L'espérance d'être quelque peu utile à notre vaillante armée, m'a déterminé à consacrer ces quelques pages à nos braves blessés, avec le désir bien vif qu'elles puissent aider à alléger les souffrances et les dangers des graves blessures.

Quel est le but que doit se proposer l'homme de l'art appelé à soigner une fracture plus ou moins grave des membres inférieurs ? Peut-il être arrêté par la considération de la plus ou moins grande dépense de l'appareil qu'il peut employer ? Peut-on comparer la sécurité du blessé à une plus ou moins forte dépense, admettant toutefois qu'un procédé employé soit plus dispendieux que les autres : s'il offre plus de garantie, doit-il être préféré ? Les fractures des membres inférieurs sont-elles des accidents assez graves et sérieux pour faire que l'on s'en occupe d'une manière sérieuse et spéciale ?

Ces questions, qu'au premier coup d'œil tout le monde croit pouvoir résoudre, paraissent cependant, en y réfléchissant bien, d'une difficile solution. Parmi les preuves à apporter, citons l'incessante quantité de procédés nouveaux consignés dans les journaux de médecine, signés de noms plus ou moins connus, qui tendent à prouver que momentanément l'on vise plus au bon marché, facile à se procurer et à mettre en œuvre, qu'à la sécurité du blessé et aux résultats à obtenir ; de toutes ces tentatives, que reste-t-il ? le doute et l'indécision. Pourquoi, hélas ! nos grands maîtres n'adoptent-ils pas un ou plusieurs procédés, ceux qu'ils trouveraient les meilleurs ; alors ils entraîneraient par l'exemple ; toutes les convictions, une fois fixées sur ce point, l'imagination, toujours travailleuse, chercherait une autre matière à élucider.

MÉMOIRE

SUR DES APPAREILS A EXTENSION PERMANENTE

POUR LES FRACTURES DES MEMBRES INFÉRIEURS EN GÉNÉRAL

ET PRINCIPALEMENT POUR CELLES COMPLIQUÉES DE PLAIES ET D'ESQUILLES

PRODUITES PAR ARMES A FEU;

SUIVI

D'OBSERVATIONS RECUEILLIES DANS MA PRATIQUE CIVILE.

Ancien chirurgien militaire dans les armées de l'Empire, depuis 1805 jusqu'en 1815, je viens offrir à mon pays, et principalement à notre brave armée, le fruit de mes veilles et de mon expérience : les circonstances ayant aidé, j'ai beaucoup vu et soigné de fractures produites par armes à feu.

Stimulés par l'exemple et les préceptes des célèbres chefs du service chirurgical des armées, mes collègues et moi nous nous étions habitués à avoir confiance dans les forces médicatrices de la nature, à ce point que tous nous considérions les tentatives de conservation du membre comme la règle générale et les cas d'amputation comme l'exception; nos soins ont été si souvent couronnés de succès, que cette conviction est devenue chez moi inébranlable, et que depuis je suis resté conservateur.

Sans partager totalement l'avis de *Mayor*, de Lausanne, qui dit que l'on doit considérer la fracture de l'os comme l'accessoire et les plaies comme le principal, je dirai cependant que si l'on parvient à trouver un moyen d'assurer l'immobilité positive et parfaite du membre fracturé, on devra espérer, avec des soins intelligents et assidus, de guérir très-souvent les fractures que l'on a pu considérer comme incurables, ce qui nous ramènera naturellement au précepte de tentative de conservation pour règle générale et d'amputation pour exception. Si cette maxime, qui était suivie pour les grandes guerres de l'Empire jusqu'en 1810, avait besoin de preuves dans le passé, ce ne serait point aux Invalides qu'il faudrait aller les chercher; il suffirait de compulser les brevets de pension de retraite, où l'on trouverait les détails des blessures qui ont motivé ces pensions.

Le moyen d'assurer l'immobilité, mon appareil le donne-t-il? Je le crois; dans tous les cas, c'est une voie nouvelle ouverte, puisse-t-elle mériter de fixer l'attention des praticiens!

DÉSIGNATION ET DESCRIPTION DES PIÈCES

DONT SE COMPOSENT MES APPAREILS A EXTENSION PERMANENTE

pour les fractures des membres inférieurs.

APPAREILS POUR LES FRACTURES DE LA CUISSE EN GÉNÉRAL.

Ils se composent :

1° Une attelle extensive garnie de ses accessoires, et qui peut indistinctement servir pour les deux membres ;

2° Une ceinture également garnie ;

3° Un brodequin garni ;

4° Une genouillère garnie ;

5° Une semelle ;

6° Trois moyennes attelles concaves et minces ;

7° Deux grandes attelles ;

8° Plusieurs coussinets et boudins ;

9° Des compresses et bandelettes séparées ;

10° Un cerceau pour placer sur le membre fracturé ;

11° Un coussin carré pour placer sous la fesse du membre sain ;

12° Un grand coussin pour recevoir le membre garni de son appareil.

De l'attelle postérieure ou extensive.

L'attelle, en bois de noyer, aura, pour un adulte, 1 mètre 22 centimètres de longueur tout compris, 18 millimètres d'épaisseur, 11 centimètres de largeur ; elle sera légèrement excavée dans toute sa longueur : cette excavation, qui sera de 3 millimètres sous la cuisse et la jambe, aura de 6 à 8 millimètres de profondeur dans l'endroit où devra poser le talon.

Cette attelle se divise en partie pelvienne, fémorale et tibiale.

La partie pelvienne est un bout de 8 à 9 centimètres de longueur, articulé après la partie fémorale à l'aide de deux charnières, une à la partie antérieure destinée à laisser fléchir cette partie quand le malade pourra et désirera se mettre à son séant, l'autre à la partie postérieure qui se tient fermée à l'aide d'un boulon en fer, qui se place et se déplace selon que l'on veut rendre l'attelle fixe ou flexible ; cette partie de l'attelle, qui a l'épaisseur du reste près de la charnière, vient en s'amincissant se terminer par une épaisseur de 5 millimètres.

La partie fémorale, qui a 46 centimètres de longueur, s'étend de la partie plus haut décrite au pli poplité ; elle est destinée à porter le fémur dans toute sa longueur, l'articulation ilio-fémorale en entier et la moitié de l'articulation fémoro-tibiale, sous cette dernière articulation à l'aide de deux charnières, comme plus haut ; l'attelle est encore fixe ou mobile, selon les besoins de l'opérateur, seulement ici la charnière à boulon fixe est en dessous et celle à boulon mobile en dessus.

Derrière cette portion de l'attelle, à 6 centimètres de son extrémité supérieure, se trouve fixée, au moyen de deux vis, une boucle destinée à recevoir et fixer la courroie qui lie la ceinture à l'attelle.

Dans la longueur de la partie fémorale, j'ai fait pratiquer huit mortaises, quatre de chaque côté, les premières, à 15 millimètres du bout de l'attelle, ont 8 millimètres sur la longueur et 15 sur la largeur; celle qui se trouve du côté interne est destinée à donner passage à la courroie sous cuisse qui vient de la ceinture; les secondes, situées à 25 millimètres au-dessous des premières, ont 5 centimètres d'étendue et 5 millimètres de largeur. Ces mortaises, destinées à recevoir et donner passage à la courroie supérieure, sont divisées en deux par une pointe placée dans le milieu pour passer la courroie dans le côté supérieur à la partie externe du membre, et dans le côté inférieur à la partie interne; par cette ligne oblique, on gagne 25 millimètres du côté externe du membre, comme l'attelle est destinée à servir indistinctement à droite ou à gauche, on se trouve toujours dans la possibilité d'obtenir le même résultat.

Les troisièmes mortaises, au milieu juste de la cuisse, sont de la même longueur.

Les quatrièmes, à l'extrémité inférieure, de même longueur, sont placées au-dessus des condyles du fémur.

Ces trois mortaises sont garnies d'une courroie à boucle, qui sert à serrer, rapprocher et maintenir les attelles contre le membre fracturé et rendre le déplacement impossible.

La partie tibiale de l'attelle a 70 centimètres de longueur, elle est articulée, comme je l'ai dit plus haut, à la partie fémorale; elle a deux mortaises de chaque côté qui ont la même forme que les fémorales; les supérieures, 6 centimètres au-dessous de l'articulation fémoro-tibiale, correspondent au bas de la tubérosité du tibia, les inférieures aux malléoles.

Au niveau du bas des mortaises inférieures commence l'excavation de 6 à 8 millimètres de profondeur, elle a de 18 à 19 centimètres de longueur, et s'étend à 16 centimètres de l'extrémité de l'attelle; cette excavation est destinée à loger le talon; 6 centimètres plus bas que les mortaises et à 2 millimètres des bords de l'attelle, se trouvent percés, à 6 centimètres les uns des autres, 8 trous de chaque côté; ces trous sont destinés à recevoir les boulons des deux charnières fixées après la semelle; plus loin que ces trous et sur la même ligne, et à la même distance, 8 à 9 pitons à vis, placés pour recevoir et fixer les crochets de la semelle; sur les parties latérales de l'attelle, des petits trous correspondants dans le milieu des trous des boulons; ces petits trous donnent passage à une petite tige de fer ou de laiton, qui, destinée à traverser le boulon, le fixe d'une manière invariable à l'attelle.

A l'extrémité libre de l'attelle et à sa partie postérieure, dans son milieu, se trouve fixée la tige montante en fer qui sert de point d'appui à la courroie extensive du brodequin lacé; cette tige en fer rond, de 10 millimètres de diamètre, courbée à son extrémité en cou de cygne, a de 6 à 7 centimètres de hauteur au-dessus de l'attelle (c'est à l'aide de

cette partie que j'ai fait la suspension du membre quand j'ai cru
convenable de la pratiquer), la partie postérieure, qui sert à la fixer
à l'attelle est plate et de forme cruciale, a 10 centimètres de longueur sur 12 millimètres de largeur et 5 d'épaisseur; elle est forée de
quatre trous, et incrustée dans l'attelle à laquelle elle est fixée par
4 vis, 3 sur la partie croisée et une tout-à-fait à l'extrémité; cette tige
doit être assez forte et assez solide pour résister non-seulement à tous
les efforts d'extension que l'on peut être obligé de faire, mais encore
pour supporter avec sécurité le membre dans le cas où l'on juge nécessaire de le tenir suspendu.

De la ceinture.

La ceinture, d'un mètre au moins de longueur sur 8 à 9 centimètres
de largeur, sera faite en forte sangle de fil, recouverte sur toute sa
surface interne d'une couche de crin de 2 centimètres d'épaisseur :
cette garniture sera piquée après la sangle. A la ceinture seront fixées,
1° à une extrémité, 2 ou 3 boucles à rouleau ; à l'autre 2 ou 3 courroies
en cuir pour pouvoir la serrer à volonté ; les boucles seront cousues à
3 ou 4 centimètres de l'extrémité et les courroies à 16 centimètres de
l'autre extrémité; 2° à la partie postérieure, 2 goussets de 10 centimètres de largeur; les bords internes de ces goussets devront correspondre
à la partie externe de la tubérosité de l'ischion ; ils auront pour profondeur la largeur de la ceinture après laquelle ils seront piqués très-
solidement; pour la largeur, on en calculera la dimension de manière à
ce que l'extrémité pelvienne de l'attelle les remplisse exactement;
3° sur le milieu des goussets seront cousues les courroies sous-cuisse obliquement de dehors en dedans, sur le côté fracturé sera cousue en sus
la courroie qui, de là, viendra se fixer à la boucle qui se trouve placée
à la partie postérieure de la portion fémorale de l'attelle : cette courroie
lie d'une manière invariable la ceinture à l'attelle et les rend insé-
parables.

Les sous-cuisses seront faits en ruban de fil croisé dit tirant de bottes
et doublés; ils seront terminés par une courroie en cuir, percée de
trous espacés de 8 millimètres ; les sous-cuisses auront 30 centimètres
de longueur tout compris, un coussin en crin garni de futaine, semblable à celui qui se place sous le lacet du brodequin, sera placé sous
cette courroie et s'étendra de l'attelle à la ceinture. Si les muscles de
cette région sont très-saillants et irritables, on remplira sous le coussin
tout le vide avec du coton en feuille, et en empêchant le contact du
lien contre-extenseur, on évitera aux blessés les excoriations et la contraction des muscles qui partent du pubis.

4° Deux boucles à rouleau seront cousues au bord inférieur de la
ceinture en ligne des rotules, ces boucles sont destinées à recevoir et
fixer les sous-cuisses.

5° Au bord supérieur de la ceinture, à la partie externe, sera solidement cousu un ruban de fil destiné à fixer l'extrémité supérieure de la
grande attelle latérale.

Du brodequin lacé garni.

Le brodequin lacé, fait en coutil, embrassera la partie inférieure de la jambe 6 à 7 centimètres au-dessus des malléoles, l'articulation tibio-tarsienne, et se prolongera jusqu'à l'extrémité métatarsienne des orteils ; il sera lacé à la partie antérieure de la jambe et sur le coude-pied, et s'adaptera de la manière la plus exacte à ces parties pour pouvoir prendre des points d'appui solides sur toutes les anfractuosités qu'elles présentent.

A la partie antérieure du brodequin, 8 œillets à 15 millimètres de distance pour recevoir le lacet ; un coussin en crin piqué et garni de futaine de 22 centimètres de longueur, 10 de largeur, 2 d'épaisseur : ce coussin supporte tous les efforts des moyens extenseurs et prévient l'excoriation qui, sans lui, pourrait avoir lieu sur la partie dorsale du pied, et l'articulation tibio-tarsienne ; on devra ajouter sous le coussin une couche de coton cardé.

A l'extrémité métatarsienne du brodequin, et de chaque côté, un bout de ruban de fil de 40 centimètres de longueur ; ces deux morceaux de ruban servent à passer dans les mortaises de la semelle pour y fixer le pied.

Sur les côtés du brodequin et passant sur les malléoles seront cousues les deux courroies qui servent à faire l'extension, l'une d'elle terminée par une courroie en cuir et l'autre par une boucle à rouleau.

Je me suis trouvé, pour un de mes blessés, forcé de remplacer le brodequin par un bracelet coussiné et rembourré de crin placé au-dessus des malléoles, j'y avais fait attacher deux courroies extensives.

De la genouillère.

La genouillère (en coutil) destinée à embrasser très-exactement l'articulation fémoro-tibiale, s'étendra de 5 centimètres au-dessus des condyles du fémur à 4 au-dessous de la tubérosité du tibia ; elle se lacera comme le brodequin à la partie antérieure, et aura comme lui un petit coussin en crin, piqué et garni de futaine ; elle sera serrée de manière à résister aux efforts d'extension ; sur les côtés seront cousues les courroies extensives qui viennent prendre le point d'appui sur le cou de cygne qui termine l'attelle.

De la semelle.

La semelle, en même bois et de même épaisseur que l'attelle, a de 30 à 33 centimètres de hauteur, sur 9 à 10 de largeur ; elle est, à sa partie inférieure, du côté qui regarde le talon, excavée comme l'attelle, mais seulement dans l'étendue de 5 centimètres.

A deux tiers de sa hauteur et sur les côtés, deux mortaises de 3 centimètres : ces mortaises sont destinées à laisser passer les deux rubans de fil qui partent de l'extrémité métatarsienne du brodequin pour venir se nouer sur le coude-pied.

Derrière la semelle et à la hauteur du bas des mortaises, deux crochets fixés à la semelle par deux petits pitons à vis ; ces crochets s'engagent dans les pitons correspondants de l'attelle et servent à fixer la semelle d'une manière invariable dans le degré d'inclinaison que l'opérateur juge à propos de donner au pied.

Au bas et à la partie postérieure de la semelle, deux charnières à boulon qui sont fixées par deux vis; ces boulons, articulés et mobiles, sont forés pour recevoir une petite tige de fer ou de cuivre qui doit, en les traversant, fixer d'une manière solide la semelle à l'attelle.

Des trois attelles concaves.

Les attelles concaves, en bois de noyer, ont de 5 à 6 centimètres de largeur, 30 à 40 de longueur, 1 d'épaisseur; elles sont légèrement concaves en dedans et convexes en dehors : les bords en sont arrondis. Entre ces attelles et les compresses ou le membre, on interpose un petit coussin de balles d'avoine, un peu plus long que l'attelle.

L'attelle externe s'étendra de la ceinture au condyle externe, l'interne de la tubérosité ischiatique au condyle interne; je fixe une vis à sa partie supérieure pour empêcher la courroie de glisser et l'attelle de descendre; la troisième attelle à la partie antérieure de la cuisse, de la ceinture à 25 millimètres de la rotule.

Ces attelles, maintenues par les trois courroies, font corps commun avec l'attelle extensive, et empêchent toute espèce de déplacement latéral.

Des grandes attelles.

Si l'on croit nécessaire de placer deux grandes attelles, l'externe aura 1 mètre 20 centimètres de longueur, 6 centimètres de largeur, sur 2 millimètres d'épaisseur. Cette attelle aura une petite mortaise à son extrémité supérieure pour donner passage au ruban de fil qui doit la fixer à la ceinture; l'interne de la même largeur et épaisseur, un peu moins grande que l'externe, s'étendra de la tubérosité ischiatique jusqu'à 2 centimètres de l'extrémité de l'attelle extensive.

Des coussinets.

Plusieurs petits coussins sont indispensables pour garnir l'attelle extensive : ces coussins auront 11 centimètres de largeur et 2 à 3 d'épaisseur. Le premier, celui qui doit couvrir la partie fémorale de l'attelle, aura 50 centimètres de longueur; le second, qui sert à la portion tibiale, sera de la même longueur; le troisième, qui doit être placé sous le pli poplité, pour niveler le vide qui se trouve sous cette partie du membre, aura 15 centimètres; le quatrième, qui doit être placé depuis le bas des muscles jumeaux jusqu'au-delà du talon, aura 20 centimètres; le cinquième, enfin, qui sera interposé entre le pied et la semelle, aura 25 centimètres de longueur.

Tous ces coussins seront remplis à peu près aux trois quarts de balles d'avoine bien mondée, je laisse un quart de vide pour que les inégalités du membre puissent facilement s'y mouler.

Les deux premiers coussins seront garnis de petits cordons pour donner la facilité de les fixer à l'attelle.

L'on aura des petits coussins ou boudins de 7 centimètres de largeur, emplis de balles d'avoine, pour placer sous les petites attelles, et deux de la même largeur et de la longueur des grandes attelles, pour être placés sous elles.

Des compresses et bandelettes séparées.

Le bandage à bandelettes sera posé comme à l'ordinaire, seulement on pourra le mettre avant ou après avoir placé l'appareil, dans les cas de fractures ordinaires : dans ces circonstances, l'appareil sera posé immédiatement sur la peau.

Du coussin carré.

Un coussin d'un pied carré, de 6 centimètres d'épaisseur, devra être placé sous la fesse du côté sain; ce coussin sert à mettre et à tenir les deux fesses de niveau et à prévenir le renversement en dedans de la cuisse fracturée qui, portée sur l'appareil, se trouve plus élevée que l'autre de toute l'épaisseur de l'attelle garnie, et de l'enfoncement qui a naturellement lieu du côté sain.

Du grand coussin et du drap fanon.

L'appareil et le membre seront enveloppés d'un drap fanon qui couvrira l'appareil dans toutes ses parties et sa longueur, et le préservera du contact extérieur et de toute espèce de souillure.

Le grand coussin d'un pied de large, rempli de balles d'avoine, s'étendra du haut du bassin à deux pouces plus bas que l'attelle extensive; il sera rempli de manière à faire un plan incliné, dont la partie élevée répondra au talon, et la plus mince, qui sera déclive au bassin, et formera une espèce de gouttière destinée à loger et à assurer le repos du membre.

Du cerceau.

Si un cerceau est jugé utile, on se servira du cerceau ordinaire.

DES PRÉCAUTIONS A PRENDRE POUR LES ARROSEMENTS, S'ILS ÉTAIENT INDISPENSABLES.

Si la fracture est compliquée de plaies graves ou de fortes contusions, si enfin des arrosements paraissent devoir être nécessaires, l'on pourra et devra placer entre le membre blessé et l'appareil, un morceau de tissu de caoutchouc, dont le bord extérieur sera assez large pour pouvoir déverser hors du lit les liquides qui serviront à arroser la partie fracturée ; ce morceau de caoutchouc sera roulé à la partie interne, et un pli sera fait dessous la partie déclive du membre, pour donner aux liquides la possibilité de passer du côté interne au côté externe. A la partie la plus déclive du côté interne du membre sera placée une grosse éponge destinée à absorber le liquide qui n'aurait pas trouvé d'issue : en pressant et renouvelant fréquemment cette éponge, on évitera au blessé d'être toujours mouillé.

Ces arrosements que je ne fais que très-rarement continus, mais, le plus souvent renouvelés quand la chaleur se manifeste dans la partie blessée ou les environs, doivent, tout le temps qu'ils sont jugés nécessaires, être faits à froid et jamais à nu sur la peau. J'ai acquis la conviction qu'il est sage et prudent, pour éviter les douleurs, d'interposer linge et charpie entre eux, la plaie et les parties environnantes; je les compose habituellement d'une décoction plus ou moins concentrée de têtes de pavots, et les continue jusqu'à ce que le membre ait repris sa chaleur normale.

MOYEN MÉCANIQUE EMPLOYÉ POUR ALLONGER L'ATTELLE
SELON LES ORIGINES DU MEMBRE.

Pour placer ou maintenir la cuisse dans la demi-flexion, il est indispensable que la partie fémorale de l'attelle ait la longueur positive de la cuisse non fracturée. Comme il ne serait pas facile de trouver des attelles de longueur juste, j'ai dû obvier à cette difficulté par un moyen mécanique qui permette d'allonger la partie fémorale à volonté.

Pour satisfaire à cette indication, je divise la portion fémorale à 10 ou 15 millimètres au-dessus des mortaises inférieures, je place, 1° sur les côtés internes et externes de la portion supérieure de l'attelle, des coulants de 4 centimètres de longueur, larges de l'épaisseur de l'attelle ; dans le milieu de ces coulants est un trou à pas de vis, qui reçoit la vis de pression destinée à fixer la tige de fer qui est attachée à la portion poplitée de l'attelle ; 2° à la partie poplitée de l'attelle, sur les bords externes et internes, sont fixées, à l'aide de deux vis, deux tiges plates de 12 millimètres de largeur, sur 3 ou 4 d'épaisseur et 10 centimètres de longueur ; ces tiges sont forées de trous espacés de 5 millimètres, pour donner passage aux vis d'arrêt qui servent à les fixer dans le degré de longueur qu'il est nécessaire de donner à l'attelle ; 3° pour conserver à l'attelle toute sa force et ne point laisser de vide entre les deux parties, j'ai fait faire une plaque en fer poli, de 12 à 13 centimètres de longueur sur 4 à 5 de largeur, et 2 millimètres d'épaisseur ; cette plaque appliquée et incrustée est fixée par deux vis, à 16 millimètres de l'extrémité poplitée de l'attelle, pour de là monter ou descendre dans la place qui lui est faite dans la portion fémorale supérieure ; j'ai adapté ce mécanisme à toutes mes attelles pour la cuisse, après m'être assuré qu'il n'enlève rien à la solidité de l'appareil.

DESCRIPTION DE L'APPAREIL POUR LES FRACTURES COMPLIQUÉES DE PLAIES
A LA PARTIE POSTÉRIEURE DE LA CUISSE.

Il se compose :

1° De l'attelle extensive et contentive ;
2° De la ceinture garnie de ses accessoires ;
3° De la semelle ;
4° Du brodequin lacé ;
5° De trois attelles concaves ;

6° De trois grandes attelles;
7° De plusieurs coussinets;
8° D'un bandage à bandelettes séparées.

De l'attelle extensive.

Cette attelle, en bois de noyer, a 1 mètre 12 centimètres de longueur, 14 centimètres de largeur, 25 millimètres d'épaisseur; elle se divise en partie pelvienne, fémorale et tibiale.

La partie pelvienne, en tout faite comme celles pour les fractures obliques ordinaires, remplira le gousset de la ceinture, pour rendre possible la flexion de la cuisse sur le bassin. Cette partie est articulée à la fémorale au moyen d'une charnière latérale, le but de cette arti culation est de donner la possibilité de la flexion et de rendre par ce moyen la position plus supportable.

La partie fémorale de l'attelle aura 14 centimètres de largeur, 25 millimètres d'épaisseur; elle s'étendra de la partie plus haut décrite à l'articulation fémoro-tibiale, elle sera excavée de 15 millimètres dans les deux tiers de sa largeur, à la hauteur du trochanter et sous le condyle externe du fémur; dans le reste de son étendue, l'excavation aura de 3 à 5 millimètres.

Elle sera garnie d'un mécanisme à élongation.

Sept mortaises sont nécessaires, trois du côté externe et quatre du côté interne; ces mortaises seront faites à 3 centimètres des bords, de manière à ce qu'il reste 8 centimètres d'intervalle entre elles.

La première, à la partie interne pour le sous-cuisse, à 2 centimètres de l'extrémité; la seconde, 1 centimètre plus bas; la troisième, au milieu juste; et la quatrième, 4 centimètres au-dessus de son extrémité inférieure, en ligne des petits trous pour fixer les coussins. A la partie externe, les mortaises en face des trois dernières internes.

La portion tybiale sera articulée à la portion fémorale au moyen d'une charnière latérale qui permettra la flexion de la jambe sur la cuisse; cette partie de l'attelle, en tout semblable à celle décrite, n'en différera que par les excavations qui, destinées à recevoir la tête du péroné, auront la même profondeur que celles de la portion fémorale, l'excavation inférieure aura 15 centimètres de longueur pour pouvoir servir à un membre plus ou moins long; le bord de l'attelle, dans cette longueur, devra être légèrement excavé pour supporter le bord externe du pied. Au-delà de l'excavation, les trous pour loger les boulons de la semelle qui, ici, devra être posée obliquement pour faciliter la station du pied dans l'extension.

L'attelle sera terminée par une plaque en fer faisant équerre, la moitié appliquée et fixée à la partie postérieure par trois vis; l'autre moitié, qui fera saillie de 8 centimètres, aura une mortaise au niveau de l'attelle et à l'extrémité libre ou supérieure une échancrure. Dans la mortaise viendra passer la courroie extensive après qu'elle aura passé sous la semelle pour venir se fixer à la boucle de l'autre courroie du brodequin.

De la ceinture.

Absolument la même que pour le premier appareil décrit, la courroie qui doit la lier à l'attelle sera fixée à la boucle qui est placée sous le milieu de sa partie fémorale.

De la semelle.

A peu près comme l'autre : sa pose, au lieu d'être verticale, sera oblique et horizontale, les deux boulons qui servent à la fixer à l'attelle sont attachés par deux vis, la semelle sera légèrement échancrée sur les bords pour donner passage aux courroies extensives du brodequin ; aux deux tiers de sa longueur, deux mortaises pour laisser passer les deux rubans de fil qui partent de l'extrémité métatarsienne du brodequin ; au-dessous des mortaises est fixée une petite planchette de 15 centimètres de longueur sur 5 de largeur. Cette petite planchette, fixée au bord inférieur de la semelle, sert à porter l'extrémité du pied, et empêcher un déplacement latéral par son poids.

Du brodequin lacé.

Le même que pour les autres appareils, posé de la même manière ; sa courroie externe passera sous le bord inférieur de la semelle et l'interne sur son bord supérieur.

Des trois attelles concaves.

Les mêmes que pour l'autre appareil. Une de la ceinture à la rotule ; la seconde, du pli inguinal au condyle interne ; la troisième, de la tubérosité ischiatique au pli poplité.

Des courroies circulaires.

Ici comme dans l'autre, cinq courroies circulaires ; trois pour la cuisse, deux pour la jambe.

Des grandes attelles.

Si le membre n'est pas fléchi, on pourra placer trois grandes attelles et un drap fanon.

Des coussinets.

Deux coussins comme ceux déjà décrits deviennent nécessaires, un pour la cuisse et l'autre pour la jambe, plus un petit coussinet sous le bord externe du pied et des coussinets en boudins sous les attelles.

Du bandage à bandelettes séparées.

Un bandage à bandelettes séparées sera glissé sous l'attelle extensive, un drap fanon et des rubans de fil compléteront ce qui est nécessaire pour cet appareil.

DE L'APPAREIL POUR LES FRACTURES COMPLIQUÉES DE LA JAMBE.

Il se compose :

1° D'une attelle postérieure ou extensive ;
2° D'une genouillère ;
3° D'un brodequin lacé ;

4° D'une semelle ;
5° De trois attelles concaves ;
6° De deux grandes attelles latérales ;
7° De plusieurs coussinets ;
8° D'un bandage à bandelettes séparées ;
9° D'un cerceau.

De l'attelle postérieure ou extensive.

L'attelle postérieure ou extensive, en tout semblablement faite que la portion tibiale de l'attelle de la cuisse, est terminée à son extrémité fémorale par une languette de fer articulée et flexible de 9 centimètres de longueur, sur 3 de largeur et 3 millimètres d'épaisseur. Cette languette s'engage de presque toute sa longueur dans le gousset placé à la partie postérieure de la genouillère qui sert de point d'appui à l'extension.

Trois mortaises latérales sont indispensables de chaque côté.

De la genouillère.

La genouillère, comme pour la cuisse seulement ; elle prendra ses point d'appui sur l'extrémité supérieure de la jambe, le genou et les condyles du fémur ; elle sera garnie de coton en feuille à l'intérieur ; à sa partie postérieure, en haut, sera cousu un gousset destiné à recevoir la languette articulée qui termine l'attelle : cette languette permettra les mouvements de flexion de l'articulation fémoro-tibiale et donnera la facilité de faire exécuter des mouvements de flexion quand ils seront jugés utiles.

Le coussin qui couvre toute l'attelle s'étendra jusqu'au bord supérieur de la genouillère et servira à remplir les vides de la partie postérieure de l'articulation, bien adaptée, garnie de son coussin en crin sur lequel se trouvera posé le lacet ; la contre-extension sera aussi solide que peu douloureuse.

De la semelle.

La semelle comme pour la cuisse.

Du brodequin.

Le même que pour la cuisse.

Des attelles concaves.

Trois aussi sont nécessaires ; on les proportionne à la longueur du membre.

Des grandes attelles.

Les grandes attelles, faites comme pour la cuisse, s'étendront de 4 centimètres au-dessus des condyles du fémur, à 3 centimètres de l'extrémité inférieure de l'attelle extensive.

Des coussins.

Trois grands coussins sont nécessaires, un qui est adapté à l'attelle extensixe et s'étend du bord supérieur de la genouillère au talon ; un second de 20 centimètres de longueur, destiné à remplir le vide du mollet au talon; un troisième, enfin , placé sous la plante du pied. Si on emploie les grandes attelles, deux boudins sont nécessaires pour garniture; si le membre ne doit point rester à découvert, il sera garni d'un bandage à bandelettes séparées.

Du cerceau.

Le cerceau comme pour la cuisse.

DE L'APPAREIL POUR LES FRACTURES DE LA JAMBE, COMPLIQUÉES DE PLAIES GRAVES A LA PARTIE POSTÉRIEURE.

L'appareil est le même, seulement la genouillère qui se lace toujours sur la partie antérieure du genou aura un gousset à sa partie externe pour recevoir le bout articulé de l'attelle qui, alors, sera munie d'une charnière comme celle employée pour la cuisse avec plaie à la partie postérieure. Cette attelle sera également modifiée pour loger les deux extrémités du péroné, comme il vient d'être dit pour la cuisse, aussi même précaution pour la partie inférieure de l'attelle et pour la semelle.

DES CAS OÙ IL Y A SIMULTANÉMENT FRACTURES DE LA CUISSE ET DE LA JAMBE DU MÊME CÔTÉ.

Il est une circonstance qui, pour être rare, peut cependant se présenter; je veux parler du cas où il y aurait en même temps fracture de la cuisse et de la jambe, et où les deux fractures exigeraient l'extension permanente.

L'attelle extensive posée comme pour un cas de fracture simple, un brodequin sera placé sur l'articulation tibio-tarsienne et une genouillère sur le genou, puis l'on procèdera par la réduction qui présentera le plus de difficultés, laissant pour la dernière celle qui exigera le moins d'efforts pour être réduite, les deux liens extenseurs seront fixés après la tige montante comme s'il existait une seule fracture.

Dans le cas où les deux fractures exigeraient beaucoup d'efforts pour la réduction et donneraient de l'inquiétude pour la solidité de l'appareil, on commencerait par réduire la fracture de la jambe qui serait placée sur une attelle , comme dans le cas ordinaire de la fracture de la jambe; puis la jambe fixée à son attelle, on placerait l'attelle de la cuisse comme pour les cas ordinaires, et tout le pansement comme s'il y avait simple fracture. A l'aide de ces deux appareils, les deux fractures placées chacune sur son appareil deviendraient presque un cas simple; car l'extension d'une fracture serait indépendante de l'autre et ne la gênerait pas.

S'il y avait deux fractures compliquées de plaies à la partie postérieure, l'attelle décrite pour les cas de fractures de la cuisse, compliquées de plaies à la partie postérieure, suffirait pour les deux membres.

DU PANSEMENT DES FRACTURES DE LA CUISSE EN GÉNÉRAL.

Avec l'appareil que je viens de décrire, je suis d'avis que l'on peut et l'on doit le poser immédiatement pour procéder à la réduction si elle peut être obtenue sans grandes douleurs ; l'on doit poser l'appareil, parce que le membre y étant placé (quand même la réduction ne pourrait pas être obtenue tout d'abord), fixé et maintenu, l'action musculaire étant incessamment combattue par l'extension permanente, on prévient d'une manière efficace les douleurs qui suivent les soubresauts et provoquent un nouveau déplacement, parce que ce qui aura été gagné par les premières tentatives de réduction sera conservé pour le moment plus opportun qui permettra de procéder à une réduction complète ; enfin, parce que l'application de l'appareil ne mettant aucun obstacle à la vue de toutes les parties du membre, on pourra employer ce que l'on jugera convenable pour les premiers pansements sans faire courir au malade les chances d'un déplacement douloureux à chaque pansement. Ici se trouvent donc levées deux grandes difficultés : le moment le plus opportun de la réduction et de la pose de l'appareil.

Pour mon appareil, il faut un lit de près de six pieds de long sur trois de large, une paillasse, sur la paillasse une table de la même longueur et largeur. Sur cette table, un ou deux matelas, un drap, un coussin de balles d'avoine plus long que tout le membre, large d'un pied.

Le malade débarrassé de ses vêtements, étant placé sur un lit préparé, on glisse sous le bassin, en soulevant légèrement le membre blessé, la ceinture à laquelle est fixée l'attelle extensive garnie de ses accessoires ; puis l'on repose le membre que l'on étend et allonge le plus exactement possible sur l'attelle, ensuite on fixe la ceinture autour du corps de manière à ce que son bord inférieur vienne affleurer le grand trochanter, ensuite le sous-cuisse du côté blessé, garni du coussin de crin qui s'étendra de l'attelle à la ceinture. Ce sous-cuisse fixé à la boucle qui lui est destinée, on placera celui du côté sain.

Le brodequin, garni intérieurement d'une feuille de coton, étant ensuite adapté au pied et serré le plus exactement possible par son lacet, l'on s'assure que toutes les parties de l'attelle sont bien placées et que le membre porte bien partout, puis l'on procède à l'extension du membre et à sa configuration ; si, après des tentatives d'une extension modérée, l'on ne peut vaincre la contraction musculaire, on suspendra les efforts d'extension jusqu'à ce que les muscles, plus calmes, permettent d'achever la réduction. L'extension doit toujours être faite sans secousse, d'une manière lente et progressive, suspendue aussitôt que la rigidité musculaire paraît, mais reprise aussitôt qu'elle cesse ; dans le cas où l'on ne peut réduire complètement, il faut attendre et se contenter de maintenir le membre dans l'état où l'on a pu l'amener, pour achever la réduction quand l'état de spasme aura fait place au calme.

La réduction obtenue, le médecin opérateur passe la courroie extensive derrière la tige de fer qui termine l'attelle, et la fixe à la boucle de la courroie correspondante, il pose alors la semelle avec son coussin, et lui donne le degré d'inclinaison qu'il juge convenable, puis il passe

a

dans les mortaises les rubans de fil qui se trouvent après le brodequin, pour les ramener sur le coude-pied où ils sont noués.

Après s'être assuré que le membre est dans une position convenable et supportable pour le blessé, on applique les compresses circulaires sur le lieu de la fracture, puis les trois attelles concaves sur les coussinets préparés à cet effet : la première, de la ceinture à la rotule, la seconde, de la ceinture à la partie externe de l'articulation fémoro-tibiale ; la troisième, de la tubérosité de l'ischion à la partie interne du genou ; ces trois attelles sont fixées par les trois courroies de la cuisse , Une attelle concave, accompagnée de son coussin, couvrira le tibia de la tubérosité de cet os à l'articulation tibio-tarsienne. Si deux grandes attelles latérales sont jugées nécessaires, une sera placée à l'extérieur et l'autre à l'intérieur du membre ; ces attelles auront également des coussinets et seront maintenues en place par cinq rubans de fil, pour envelopper tout l'appareil et le garer du contact des corps environnants, un drap fanon, fixé par quatre rubans de fil.

Si la fracture est compliquée de plaies graves ou de fortes contusions, si enfin des arrosements paraissent devoir être nécessaires, on devra placer entre le membre blessé et l'appareil un morceau de taffetas gommé ou de tissu de caoutchouc, dont le bord extérieur sera assez large pour pouvoir déverser hors du lit les liquides qui serviront à arroser les parties fracturées : ce morceau de taffetas sera roulé à la partie interne du membre, ou un pli sera ménagé à la partie déclive, pour donner la possibilité aux liquides de passer du côté interne au côté externe. A la partie la plus déclive du côté interne du membre, sera placée une grosse éponge destinée à absorber le liquide qui n'aurait pas trouvé d'issue : en pressant et renouvelant souvent cette éponge, on évitera au blessé d'être toujours mouillé.

Ces arrosements que je ne fais que très-rarement continus , mais le plus souvent renouvelés quand la chaleur se manifeste dans la partie blessée ou les environs, doivent, tout le temps qu'ils sont jugés nécessaires, être faits à froid et jamais à nu sur la peau. J'ai acquis la conviction qu'il est sage et prudent, pour éviter les douleurs, d'interposer linge et charpie entre eux et la plaie ; je les compose habituellement d'une décoction plus ou moins concentrée de têtes de pavots ; je les continue jusqu'à ce que le membre ait repris sa chaleur normale.

DU PANSEMENT DES FRACTURES COMMINUTIVES DES MEMBRES INFÉRIEURS COMPLIQUÉES DE PLAIES D'ARMES A FEU.

Je diviserai en trois temps les soins à donner à ces graves blessures : 1° sur le champ de bataille ; 2° à l'ambulance ; 3° à l'hôpital sédentaire.

Sur le champ de bataille.

Le chirurgien désigné pour aller relever les blessés sur le champ de bataille , sera suivi d'un brancard destiné aux fractures des membres inférieurs ; ce brancard, garni d'un matelas, sera porté par deux infirmiers.

Avant d'être placé sur le brancard, le membre, dans l'état où il se trouvera, sera enveloppé dans trois planches minces ou larges attelles, plus longues que le membre inférieur, large chacune de 16 centimètres, s'étendant, l'extérieure et la postérieure du sacrum, à 3 pouces au-delà du pied, et l'interne du pli de la cuisse également au-delà du pied; ces trois espèces d'attelles seront maintenues autour du membre par trois liens ou mouchoirs : un sur les malléoles, le second sur la rotule, le troisième le plus près possible du bassin. Cette opération préliminaire terminée, le blessé sera porté et doucement étendu sur le brancard et de suite à l'ambulance.

A l'ambulance.

Dans l'emplacement où sera établi l'ambulance, on aura toujours de préparé des tables ou lits de camp d'un mètre de large sur deux mètres de long; sur ces tables, un matelas avec un oreiller en crin : ce matelas devra être recouvert d'une toile cirée ou d'un tissu en caoutchouc; lorsque le blessé sera arrivé, il sera posé sur ce lit, puis l'on procédera à l'enlèvement de ses vêtements.

Après avoir enlevé les trois attelles, on ôtera les chaussures et vêtements, en commençant par le côté non blessé, on prendra toutes les précautions usitées pour dévêtir le côté fracturé; le membre mis à nu, on s'assurera du genre de fracture; puis, avant de procéder à la visite de la plaie, on posera de suite l'appareil, comme il a été dit pour les fractures simples; l'attelle extensive, garnie de ses coussins et autres accessoires, sera préalablement couverte d'un morceau de tissu de caoutchouc; la ceinture fixée, la courroie contre-extensive, garnie de son coussin, placée et arrêtée dans sa boucle, le pied garni de son brodequin, on procèdera à l'extension du membre auquel on rendra sa direction et sa longueur normale. Ces opérations préparatoires terminées, la plaie ou les plaies seront visitées, les incisions jugées nécessaires faites, puis l'on procèdera à l'exploration intérieure du trajet du corps étranger vulnérant. Pour cette partie de l'opération, on peut employer la sonde ou les doigts, ces derniers sont de beaucoup préférables : doucement introduits, la reconnaissance intérieure de la plaie sera plus sûre et plus exacte; on s'assurera, par le toucher, s'il existe un ou plusieurs corps étrangers : l'extraction en sera faite ou au moins tentée; on considèrera comme tels les fragments osseux, libres et détachés dans la plaie; une compresse fenêtrée de linge fin, enduite de cérat, sera introduite entre les lèvres de la plaie et recouverte de charpie mollette non serrée, puis des compresses longuettes se recouvrant aux deux tiers; elles ne devront point être serrées, elles sont seulement placées pour soutenir la charpie, mais ne doivent point comprimer le membre.

Pour ces fractures, les compresses et bandelettes seront placées sous l'attelle et non dessus; les trois petites attelles seront alors posées, une à la partie antérieure de la rotule à la ceinture; la seconde, de la partie externe de l'articulation fémoro-tibiale à la ceinture; la troisième, de l'articulation à l'ischion. Ces trois attelles, garnies de coton ou de petits boudins seront, si faire se peut, posées de manière à ne point couvrir les plaies ; elles seront fixées par les trois courroies qui seront bouclées à l'extérieur. La semelle étant posée et fixée dans le degré d'inclinaison jugé convenable par l'opérateur, il ne lui restera plus qu'à envelopper l'appareil et le membre dans le drap fanon qui aura enroulé les deux grandes attelles latérales, deux boudins remplis de balles d'avoine, cinq liens en ruban de fil, trois sur la cuisse deux sur la jambe ; puis l'on pourra transporter le blessé sur le lit où il devra attendre son évacuation sur un hôpital sédentaire, où les soins subséquents lui seront donnés.

A l'hôpital sédentaire.

Le transport de ces graves fractures, maintenues sur l'appareil à extension permanente, ne présentera aucune difficulté et l'on pourra, sans crainte aucune, faire faire les plus longs voyages par mer. Les blessés, placés sur des hamacs, seront parfaitement bien et pourront être pansés comme s'ils étaient à terre. Arrivé dans l'hôpital, le malade sera placé sur un lit d'un mètre de large sur deux mètres de longueur, qui sera composé d'une paillasse recouverte d'une table de la longueur et largeur de la paillasse, par dessus un ou deux matelas si l'ont veut, mais rien autre ; un traversin en crin, un petit oreiller en crin ou plume, un drap garni d'une alèze. Le lit garni aura de 80 à 85 centimètres de hauteur ; cette mesure doit être gardée pour la facilité des pansements et du changement de lit s'il devient nécessaire. Aussitôt le blessé posé sur ce lit, un coussin d'un pied carré de trois pouces d'épaisseur sera placé sous la fesse du côté sain, puis l'on procèdera au pansement, pour s'assurer de l'état des plaies et renouveler les pièces d'appareil salies ; les moyens employés pour les premiers pansements seront continués, les plaies et le membre seront entretenus dans la plus grande propreté. Lorsque le mouvement inflammatoire sera passé, les compresses et bandelettes seront un peu plus serrées que dans les premiers jours, le linge fenêtré et la charpie seront arrosés d'eau chlorurée aromatisée d'esprit vulnéraire.

Si pendant le cours du traitement, la pourriture d'hôpital ou des taches gangréneuses se manifestaient, après s'être assuré qu'il n'y a point de liens trop serrés, aux moyens internes qui seraient employés, il faudrait ajouter les rouelles de citrons dont on couvrirait toute la plaie et faire, s'il était nécessaire, deux pansements par jour, et les pansements faits, arroser le tout avec l'eau chlorurée. Si parfois il se trouve des vers sur les plaies, redoubler de propreté et ne point s'inquiéter ; ils peuvent inspirer de la répugnance aux blessés, mais jamais de douleur ni de danger.

Pendant le cours du traitement, les plaies, d'abord longues et larges, se resserrent et se rétrécissent et font craindre pour les esquilles qui restent et doivent sortir. S'il y a deux plaies, il faut essayer de passer un séton ; s'il n'y a point d'obstacle, on en vient à bout avec un stylet. Dans le cas où la plaie est sinueuse à l'intérieur, après s'être assuré, au moyen d'une seringue à injection, qu'il y a communication, l'on peut avoir recours au moyen qui m'a réussi dans un cas très-embarrassant, c'était pour une fracture comminutive du col pathologique de l'humérus. Cette fracture, faite par une grosse balle, avait comminué l'os et avait déterminé dans le trajet de la plaie la formation d'une grande quantité d'esquilles. L'humérus étant consolidé et désirant renoncer aux bourdonnets, après m'être assuré qu'il y avait communication entre les deux plaies, je tentai de passer un séton; ayant échoué avec les sondes et stylets flexibles courbés de toutes les manières, l'injonction d'un fil n'ayant pas réussi, j'essayai d'une sonde de gomme élastique et je parvins à trouver une issue. La guérison complète du blessé se fit attendre encore sept mois; j'avais pendant ce laps de temps extrait trente-quatre portions d'os. Le résultat fut tellement positif que, rentré en France en 1812, ce blessé fut placé à la tête d'un régiment avec lequel il fit toute la campagne de 1813, où, après les preuves d'une bravoure comblée d'éloges par le maréchal Davoust, il fut dans une bataille, après avoir reçu trois blessures, ramassé parmi les blessés mourants et fait prisonnier. Cette observation, qui a fait en partie le sujet de ma thèse, en 1816, était toute palpitante d'intérêt, d'autant qu'elle venait apporter une preuve de plus à l'appui du vrai et consolant axiome du célèbre *Dessault*.

Si malgré tous les soins et les plus minutieuses précautions, la gangrène ou une fièvre hectique que rien n'aurait pu enrayer survenait, alors, mais seulement alors, l'amputation, dernière ressource, devrait être proposée et pratiquée. Que l'on n'objecte pas qu'il serait trop tard, les faits viendraient prouver que, presque toujours, les amputations *in extremis* réussissent, même celles des membres où la gangrène n'est pas bornée, quand même on devrait laisser un lambeau gangréné après le moignon. Ici encore, je parle d'après mon expérience, pour avoir opéré dans le civil trois individus dans des cas de gangrène non bornée et avoir, sur deux de ces blessés, été contraint par les circonstances de laisser un lambeau gangréné, et, malgré cet état fâcheux, ces deux malades étaient guéris, l'un au bout de deux mois, c'était une amputation de la cuisse, et l'autre, une jambe amputée sous la tubérosité du tibia guérie au bout de six semaines. Si je n'eusse craint d'allonger ce mémoire, j'aurais rapporté les trois observations, dont la première m'a valu l'honneur d'être nommé membre correspondant de l'Académie impériale de médecine.

DU PANSEMENT DES FRACTURES DE LA CUISSE COMPLIQUÉES DE PLAIES ET D'ESQUILLES A LA PARTIE POSTÉRIEURE DU MEMBRE.

J'ai décrit l'appareil pour les fractures compliquées de plaies à la partie postérieure, maintenant je vais dire comment je conçois le pansement et la pose du membre dans ces graves circonstances, les plus graves de toutes.

Dans le cas de fracture compliquée de plaies à la partie postérieure de la cuisse, que le corps étranger aie traversé le membre ou qu'après avoir brisé l'os il se soit arrêté dans le trajet et l'on aie été forcé d'en faire l'extration par une contre-ouverture, les difficultés des pansements restent les mêmes ; car il faut panser le malade tous les jours, et toutes les fois qu'il le faudra, avec tous les procédés connus ou indiqués, il faudra soulever le membre et non-seulement détruire le travail de la nature, mais encore raviver les douleurs, et si le malade peut les supporter, arriver après bien des souffrances à un résultat négatif. Dans des cas de ce genre, si le malade ne peut supporter la position latérale du membre plus ou moins fléchi, il ne restera de ressource que l'amputation ; mais si, au contraire, il peut s'habituer à la position nécessaire, la fracture rentrera dans la catégorie des fractures compliquées de plaies et d'esquilles et laissera les mêmes chances de guérison qu'elles.

Le membre étant déshabillé sera posé dans l'extension sur l'attelle décrite garnie de ses accessoires, après avoir été fixée à la ceinture ; puis le pansement sera fait avec toutes les précautions et les détails des fractures latérales. Les opérations terminées, les compresses et autres accessoires posés, le membre ayant été ramené à sa direction et longueur normale, la courroie extensive posée et fixée, les trois attelles latérales seront placées comme je l'ai indiqué ; c'est-à-dire 1° une de la rotule à la ceinture ; 2° une du condyle interne du fémur au pli de la cuisse ; 3° la dernière du pli poplité à la tubérosité ischiotique. Ces trois attelles, garnies de coussins, seront maintenues par les trois courroies ; une attelle également garnie sera posée sur le bord interne du tibia, des tubérosités de cet os à la malléole interne ; puis les courroies étant serrées au degré convenable, l'on fléchira la cuisse sur le bassin, la jambe sur la cuisse et l'on étendra le pied pour mettre dans le relâchement les muscles de la partie postérieure du membre. Cette position, que j'ai essayée, m'a paru supportable et j'ai l'espérance que l'on pourra déterminer le blessé à s'y soumettre.

Je passerai maintenant à la relation des observations, pour la cuisse d'abord, et ensuite pour quelques cas de fractures compliquées de la jambe. Dans les quatre premières observations, les malades furent pansés avec l'appareil primitif, ce ne fut que pour le cinquième cas que je crus à la nécessité de mettre une double charnière pour la partie pelvienne et également deux charnières pour le pli poplité.

PREMIÈRE OBSERVATION.

Fracture oblique du tiers inférieur du fémur gauche. — 50 jours de traitement. — Guérison. — Raccourcissement d'un pouce.

Mme P., de Revigny, âgée de 70 ans, d'une constitution délabrée plus encore par l'abus des spiritueux que par l'âge, tombe de la chaise où elle filait, le 21 décembre 1837, se fracture la cuisse et reste pendant deux heures sans secours. Appelé près d'elle, je reconnus une fracture oblique du tiers inférieur du fémur gauche, le fragment supérieur faisant saillie à la partie externe de la cuisse, le fragment inférieur difficilement senti à la partie interne, la pointe du pied gauche est auprès du talon droit, raccourcissement de 2 pouces 1/2. La malade, pendant le temps qu'elle était restée sans secours, avait fait plusieurs tentatives pour se redresser, avait aggravé ses douleurs et augmenté le déplacement. Portée et placée sur le lit qui, préalablement, avait été préparé devant moi, la ceinture ayant été fixée à l'attelle fut placée et bouclée, les sous-cuisses furent amenés et fixés dans les boucles respectives de la ceinture, le bas lacé qui avait été placé et lacé sur la jambe. L'attelle étant posée et fixée, je réduisis la fracture et la maintins en fixant la courroie du bas lacé après la boucle de la courroie correspondante après l'avoir fait passer derrière la tige montante, puis j'appliquai les compresses et les bandelettes comme dans le procédé ordinaire. Deux attelles latérales, une interne, l'autre externe, une semelle fixée à l'attelle et après laquelle j'avais assujetti le pied, deux coussinets en balles d'avoine, une compresse couvrant toute la partie antérieure du membre et cinq rubans de fil, puis le drap fanon dans lequel j'enroulai les attelles, terminèrent mon appareil; j'avais placé sous la face plantaire du pied un coussin de balles d'avoine entre lui et la semelle.

La malade put supporter pendant 15 jours le bandage et les sous-cuisses sans se plaindre; mais depuis cette époque il me fut impossible d'obtenir que les sous-cuisses fussent convenablement serrés; plus tard les urines s'étant insinuées entre cette partie du bandage et les grandes lèvres, je fus obligé, quoique les ayant garni de coton, de les laisser tellement lâche, que j'ai cru plus tard pouvoir attribuer le raccourcissement d'un pouce conservé par la malade à cette circonstance. Le traitement dura 50 jours et n'a été entravé par aucune douleur violente, ni par aucun accident. La malade n'a pu marcher sans crosse qu'en avril; elle avait alors repris l'usage de ses membres, quand trois mois après, elle a succombé des suites d'un excès d'intempérance.

DEUXIÈME OBSERVATION.

Fracture du col du fémur — Raccourcissement de 3 lignes. — 56 jours de traitement.

Mme V. L., âgée de 70 ans, courbée par les infirmités et les douleurs rhumatismales, le 14 février 1838, en traversant la rue couverte de verglas, tombe sur ses fesses, se fracture le col du fémur droit. Rapportée chez elle, je fus appelé immédiatement pour lui donner des soins. La fracture reconnue, un lit fut préparé et mon appareil appliqué: elle put le supporter pendant les huit semaines que je la contraignis à le garder; quelques douleurs se firent sentir pendant le traitement qui ne présenta aucune circonstance remarquable. La malade a pu commencer à marcher au bout de huit semaines, le seul endroit resté douloureux était le genou. Mesurée un an après, la cuisse est raccourcie de 3 lignes, les mouvements de l'articulation fémoro-tibiale ont été difficiles pendant quelques mois, des douleurs ou de la gêne dans l'articulation coxo-fémorale, point. Revue en 1842, cette femme marche aussi facilement qu'avant son accident, et sa faible claudication n'est apparente que lorsqu'elle est tourmentée par ses douleurs habituelles ou qu'elle est trop fatiguée.

TROISIÈME OBSERVATION.

Fracture oblique du tiers supérieur du fémur. — 50 jours de traitement. — Guérison.

M. J., âgé de 40 ans, d'une assez forte constitution, en traversant à cheval un bois très-touffu, quitte les guides pour se débarrasser de branches croisées devant lui. Ne se sentant plus maintenu, le cheval prend une allure plus vive et désarçonne son cavalier avant qu'il ait pu se délivrer des branches; le pied droit trop engagé dans l'étrier ne put le quitter assez tôt, et le cavalier, resté appendu après la selle, fut traîné dans cette fâcheuse position pendant 40 à 50 mètres. Quand l'on put arriver près de lui, M. J. avait la cuisse droite fracturée; l'on fut chercher une voiture sur laquelle il fut placé et ramené chez lui, après avoir fait 12 kilomètres dans de très-mauvais chemins.

Arrivé chez lui, le malade fut posé sur un lit composé d'un sommier élastique recouvert d'un matelas. Je le déshabillai et procédai à la visite ; je reconnus une fracture oblique du tiers supérieur du fémur droit avec raccourcissement de 2 pouces, je pus distinguer un fragment osseux de 2 pouces 1/2 de longueur à la partie externe, je plaçai provisoirement l'appareil de *Dessault*, que je remplaçai le lendemain par mon appareil à extension permanente. Depuis ce moment jusqu'à la consolidation, le malade n'a éprouvé aucune douleur dans la partie fracturée ; il n'a eu à se plaindre, pendant tout le traitement, que de légères excoriations causées par la pression de la ceinture sur les os des iles et sous les cuisses ; ces excoriations ont été si légères, qu'il a suffi d'interposer un peu de coton entre elles et les parties contondantes pour les faire guérir.

Au bout de 50 jours, mon appareil fut enlevé et remplacé par un cuissart lacé, qui a été porté par le blessé jusqu'à parfaite solidité du membre. Mesurée un mois après l'usage du cuissart, la cuisse se trouvait de la même longueur que l'autre. Le malade croyant pouvoir user de son membre comme avant son accident, ayant beaucoup fatigué sa cuisse en montant à cheval, elle s'est trouvée plus courte de six lignes un mois après. J'ai cru pouvoir attribuer ce raccourcissement au glissement des portions fracturées, le cal n'ayant point encore assez de solidité pour supporter le poids. Depuis, ce blessé a pu monter à cheval et faire son service comme avant sans éprouver la moindre gêne.

QUATRIÈME OBSERVATION.

Fracture de l'extrémité inférieure de la cuisse droite, avec décollement du condyle externe du fémur. — 50 jours de traitement. — Guérison. — Léger raccourcissement.

Mme P., âgée de 60 ans, très-replète, jouissant d'une bonne santé, ne se plaignant que de son trop d'embonpoint et d'une incontinence d'urine dont elle est atteinte depuis sa dernière couche, le 17 septembre 1838, en franchissant un fossé, fait un faux-pas, tourne sur le côté droit et tombe avec une fracture de l'extrémité inférieure de la cuisse droite et décollement du condyle externe du fémur. J'arrivai près de la malade trois heures après l'accident, je la trouvai placée sur un lit, la jambe étendue sur la cuisse, la pointe du pied venant toucher le haut de la malléole interne de la jambe gauche, peu de raccourcissement, tuméfaction considérable (l'on ne peut sentir les condyles du fémur). Le mouvement d'extension et de rotation du pied en dehors que je suis obligé de faire exécuter pour ramener le membre à sa direction normale, fait éprouver de la douleur à la malade, la crépitation sensible à l'oreille l'est à peine au toucher, la masse charnue ne permettant de distinguer ni fémur ni condyle. L'attelle extensive ayant été posée à l'ordinaire, la malade fut pansée et les douleurs disparurent après le pansement. La constriction de la ceinture sur la région hipogastrique ayant paru intolérable à la malade après quelques heures, le 18, à ma visite, je trouvai la ceinture desserrée, les sous-cuisses déplacés ; la malade me dit avoir été obligée de les ôter, parce que, imprégnées d'urine, ils la gênaient beaucoup. Je fus obligé de renoncer aux sous-cuisses, la ceinture fut laissée jusqu'au 1er octobre. La cuisse, à cette époque, avait conservé une bonne position de rectitude et de longueur ; la malade, quoiqu'indocile, avait pu supporter la position à laquelle elle paraissait habituée. Je fus, à cette époque, contraint de laisser ma malade pour aller siéger comme juré aux assises, où je fus retenu jusqu'au 15 octobre. Pendant cette longue absence, la tuméfaction ayant disparu, les liens s'étant trouvés relâchés et la malade ayant fait des mouvements dans son lit, la partie supérieure de l'attelle se trouva un peu déplacée et portée en dehors, et par contre l'extrémité inférieure fut entraînée en dedans, ce qui occasionna un léger déplacement du condyle externe et un petit raccourcissement du membre, plus une légère inclinaison de la pointe du pied en dedans. Cet accident aurait été facilement évité si j'avais pu me trouver sur les lieux pour remédier à ce déplacement qui ne l'empêche pas de continuer ses travaux des champs. La malade n'a conservé de son accident qu'une claudication légère : l'articulation fémoro-tibiale ayant conservé toute l'étendue de ses mouvements.

CINQUIÈME OBSERVATION.

Fracture du tiers supérieur de la cuisse droite. — Luxation incomplète de l'articulation fémoro-tibiale. — Je puis enlever l'attelle extensive au bout de cinq semaines. — Guérison sans raccourcissement ni claudication. — C'est pour ce malade que j'ai modifié mon attelle extensive.

F., âgé de 8 ans, d'une vivacité extrême, en s'amusant à glisser avec des sabots, le 14 décembre 1838, étant élancé, engage le talon droit dans un trou qui se trouvait sur sa glissoire, tombe et se fracture la cuisse et se luxe le genou. Rapporté chez lui, je fus appelé presque aussitôt; après avoir déshabillé cet enfant, je reconnus une fracture oblique du tiers supérieur du fémur, plus une luxation incomplète de l'articulation fémoro-tibiale : cette dernière partie est tellement douloureuse qu'elle fait oublier à l'enfant ses autres souffrances. N'ayant point d'appareil préparé pour cet âge, je réduisis la fracture, replaçai le genou et entourai provisoirement le membre blessé d'un bandage à bandelettes et des attelles de *Dessault*. Pendant les deux jours qu'il me fallut pour faire confectionner mon appareil, l'enfant souffrit beaucoup et ne put dormir; les douleurs alternaient du genou à la cuisse, puis, quand l'enfant voulait s'assoupir, il était éveillé par des soubresauts qui lui arrachaient des cris. Cependant le membre avait conservé sa rectitude et n'était pas trop serré. J'appliquai mon appareil le 16; le petit malade eut encore à souffrir pendant une partie de la journée, mais il put se laisser aller au sommeil. Le 17, il avait dormi ne souffrant plus de la cuisse; le genou était toujours douloureux, le talon et la malléole interne faisaient éprouver des douleurs que mon petit malade peut supporter. Le 20, toutes les douleurs ont disparu. Je le levai ce jour-là et fis faire son lit. Depuis ce moment jusqu'à sa guérison, il n'a pas souffert; il était tellement remuant dans son lit, que je fus obligé de le menacer plusieurs fois de lui ôter son appareil pour le forcer à rester tranquille. Le dix-septième jour de l'accident, en pansant mon blessé, ayant voulu faire exécuter quelques mouvements de flexion au genou, en prenant la jambe et la faisant fléchir dans son articulation fémoro-tibiale, je fus fortement étonné de croire remarquer que la fracture, parfaitement immobile, ne faisait aucun mouvement. J'ai laissé mon appareil jusqu'au trentième jour, époque à laquelle je l'ai remplacé par trois attelles en carton de six pouces de longueur, maintenues par une bande roulée. Le 1er février, sept semaines après son accident, l'enfant peut se mettre à genou et marcher sans béquilles, aidé seulement d'une petite canne. Il ne reste rien de son accident à cet enfant qui, depuis, est devenu homme.

SIXIÈME OBSERVATION.

Fracture de l'extrémité inférieure de la cuisse gauche. — Contusion très-forte de la rotule, luxation tibio-tarsienne, pression très-forte de la base de la poitrine et de la région supérieure de l'abdomen, convulsions, délire. — Guérison parfaite sans raccourcissement ni claudication.

Le 26 mars 1840, M., âgé de 35 ans, d'une petite stature, mais à muscles très-prononcés, d'un tempérament sanguin, escortant un charriot attelé de cinq chevaux, chargé à peu près à deux mille kilogrammes, voulant aider le conducteur embourbé, venait de se placer à la roue de derrière pour pousser, quand les chevaux, stimulés de la voix et des coups de fouet, enlevèrent la charge et firent verser le charriot sur le côté où était M., qui se trouve pris sous la roue et le faux-brancard de ce char. Dégagé de la terrible position dans laquelle il se trouvait, il fut relevé sans connaissance et rapporté sur un brancard à Neuville, lieu de sa demeure. Un de mes confrères, qui se trouvait sur les lieux, lui fit une saignée du bras, et obtint, avec beaucoup de difficultés, à peu près une livre de sang. Ce médecin était encore occupé à cette opération quand je suis arrivé près du malade qui, sous l'empire de mouvements convulsifs très-violents et presque continus, n'avait pu jusque-là articuler aucune parole.

Mon confrère avait constaté une luxation du pied gauche et attribuait l'état dans lequel se trouvait le blessé à la contusion énorme, je dirais volontiers à l'écrasement de la partie inférieure de la poitrine et de la partie supérieure de l'abdomen. Les personnes qui avaient aidé à retirer ce malheureux de l'affreuse position dans laquelle il se trouvait placé, disaient l'avoir trouvé la poitrine serrée entre le faux-brancard du charriot et le sol, la cuisse et le genou entre le bout de l'essieu et le sol, le pied renversé et enfoncé dans le sol par un rais. Je rouvris la veine du bras, prescrivis quarante sangsues sur l'épigastre et la partie inférieure de la poitrine ; après avoir examiné minutieusement et palpé la poitrine, l'épigastre et la région postérieure du trou, ne trouvant et ne sentant rien d'anormal dans ces régions, et ne faisant, par le toucher, revenir ni diminuer les convulsions qui, lorsqu'elles arrivaient, arrachaient au malade des espèces de hurlement et le faisaient dresser sur son séant ; ayant remarqué que dans ces crises, qui laissaient moins de cinq minutes d'intervalle, la jambe droite participait au mouvement convulsif général, tandis que la gauche restait presque immobile, et ne pouvant attribuer toute cette différence à la luxation réduite du pied, qui avait été réduite sans difficulté. En explorant le pied, je crus ressentir dans la main droite, placée sous l'extrémité inférieure de la jambe, une crépitation partant d'en haut, je remontai de suite ma main au genou, alors une crépitation manifeste ne me laissant plus aucun doute sur une fracture de la cuisse, je confiai la jambe à un homme qui se trouvait près de moi ; je lui prescrivis de la tirer en ligne droite et sans secousse ; j'avais saisi la cuisse de la main droite un peu au-dessus de la partie moyenne, et la gauche sur le genou. A la première traction, le membre s'allongea d'un pouce, une crépitation manifeste fut sentie par moi et par l'homme auquel j'avais confié le pied et la jambe ; je maintins cette extension et les convulsions disparurent. Je pus alors constater une fracture de l'extrémité inférieure du fémur. Cet os, séparé entre les deux condyles par l'effet du bout de l'essieu, était en outre fracturé obliquement à deux pouces et demi au-dessus de l'articulation ; les fragments provoquaient, en glissant l'un sur l'autre, les convulsions qui nous avaient tant effrayés ; car aussitôt la cuisse rendue à sa longueur et à sa rectitude normale, et l'appareil provisoire posé, tout disparu, excepté la perte de connaissance. Les sangsues furent posées sur toute la base de la poitrine et l'épigastre. Le malade dormit un peu la nuit et n'eut plus de convulsion ; toujours perte d'intelligence. M'étant assuré que mon appareil provisoirement placé n'est pas dérangé, je fais préparer un brancard, poser dessus la paillasse sur laquelle se trouve M., et le fais transporter chez lui, où j'avais fait préparer un lit de sangle couvert d'une table, sur laquelle un matelas fut placé ; mon malade placé sur ce lit, je lui fis faire une nouvelle application de sangsues à l'épigastre.

28 mars. — La connaissance est revenue à mon blessé pendant la nuit ; je pose mon appareil, couvre de compresses circulaires le tiers inférieur de la cuisse et le genou, puis les boudins de balles d'avoine que je recouvre de mes trois attelles concaves que je fixe par les trois courroies circulaires, enfin j'enveloppe tout le membre du drap fanon qui sert à garantir mon appareil de toute souillure, et fixe cette enveloppe par quatre liens en rubans de fil ; un coussin d'un pied carré, rempli de balles d'avoine de deux pouces d'épaisseur, placé sous la fesse droite, complète mon appareil. M., très-courageux, ne se plaint que d'une douleur dans l'articulation tibio-tarsienne. Cette douleur diminue cependant au bout de deux jours et disparaît au bout de huit.

Tous les jours, à ma visite, je pouvais voir la cuisse et le genou et m'assurer sans gêne ni douleur pour le malade de l'état des parties; aucun accident n'est venu inquiéter ni le malade ni le médecin. Au bout de cinq semaines, j'ai commencé à essayer quelques mouvements des articulations fémoro-tibiale et tibio-tarsienne, manœuvres toujours faciles avec mon appareil articulé. Le 15 mai, j'enlevai toutes les pièces de mon appareil. La plaie de la rotule, depuis longtemps guérie, ne laisse d'autre trace qu'une légère cicatrice; les deux articulations plus haut précitées un peu raides et douloureuses; la cuisse, un peu plus maigre que la droite, ayant toute sa longueur et sa rectitude normale; les mouvements de flexion difficiles, mais commençant à s'exécuter. Revu deux ans après, M. marche sans claudication et a pris la profession de marchand ambulant; la flexion de la jambe ne peut se faire en entier, excepté cela, rien ne pourrait faire connaître qu'il a subi un aussi grave accident.

SEPTIÈME OBSERVATION.

Fracture du col du fémur. — Six semaines de traitement. — Guérison sans raccourcissement ni claudication.

B., âgé de 40 ans, d'un tempérament sanguin, d'une constitution assez forte, aux formes charnues et muscles développés, tombe entre sa voiture et son cheval, le 7 avril 1840. Relevé quelques instants après, il est porté dans sa voiture et ramené chez lui. Lorsque l'on veut le descendre de la voiture pour le porter sur un lit, B. jette les hauts cris, dit qu'on lui arrache la cuisse. Le chirurgien qui est appelé, après avoir fait exécuter quelques mouvements de la cuisse, prescrit des sangsues autour de l'articulation ilio-fémorale, et il se retire sans avoir reconnu autre chose qu'une contusion qu'il croit devoir céder au repos et aux sangsues. Le malade, malgré les sangsues, souffrant toujours autant et ne pouvant faire le moindre mouvement dans son lit sans éprouver les plus vives douleurs, me fait appeler le 11 avril, après avoir entendu raconter ce que je viens de rapporter. Je procédai à la visite du membre : l'articulation ilio-fémorale tuméfiée est arrondie, la pointe du pied tournée en dehors, le membre, un peu plus court, ne peut être fléchi sans arracher des cris aigus; je fais soulever sans secousse la jambe, je saisis l'extrémité de la cuisse de la main gauche, et place la main droite sur l'articulation ilio-fémorale et fais en même temps exécuter quelques légers mouvements de rotation. Je crois sentir une légère crépitation sous ma main droite; je fais alors exercer une légère traction sur le membre en même temps un mouvement de flexion de la cuisse sur le bassin; la crépitation, sensible pour moi à l'ouïe et au toucher, est parfaitement perçue par le malade, entendue et sentie par la personne qui m'avait aidé dans cette manœuvre. Convaincu d'une fracture du col du fémur, je fais préparer un lit comme pour le malade de l'observation précédente, je le porte dessus et lui pose mon appareil. Je fais placer un crochet au plafond pour pouvoir suspendre le membre à volonté, je l'ai tenu suspendu pendant un mois, puis je commençai les mouvements de flexion de la jambe sur la cuisse, et quinze jours plus tard j'enlevai mon appareil. Sept semaines après son accident, B. marcha aidé de béquilles qu'il put remplacer par un bâton huit à dix jours après. Quinze ans sont écoulés depuis cette époque, il ne reste pas le moindre raccourcissement ni la gêne la plus légère dans la progression, le malade a seulement éprouvé un peu de gêne dans l'articulation ilio-fémorale pendant les premiers temps après son accident.

HUITIÈME OBSERVATION.

Fracture oblique et comminutive de l'extrémité supérieure de la cuisse gauche. — Contusion du scrotum, du pénis, du pubis et des téguments du bas-ventre. — Guérison sans claudication ni raccourcissement.

Le 18 juillet 1840, L., d'Andernay, âgé de quatre ans, jouant avec des enfants de son âge sur la route et surpris par une voiture qui allait au grand trot, la roue le traverse obliquement de gauche à droite sur la partie supérieure de la cuisse gauche, le périné, le scrotum, le pénis, le pubis et le bas-ventre et vient retomber sous le bras droit. Cet enfant relevé, est porté chez lui avec une fracture comminutive du tiers supérieur de la cuisse gauche et de contusions plus ou moins fortes des parties atteintes par la roue. Arrivé près du petit blessé, je le posai sur un coussin de balles d'avoine, je plaçai le membre fracturé sur un plan incliné, fis poser des sangsues sur le haut de la cuisse, le raphé et le bas-ventre, prescrivis, les sangsues tombées, de couvrir toutes les parties douloureuses avec des linges trempés dans une décoction froide de têtes de pavots et de guimauve, et remis au lendemain pour placer mon appareil. Le 19, m'étant de nouveau transporté sur les lieux, je posai mon appareil et prescrivis de continuer les arrosements. Le ventre étant tuméfié et douloureux, une nouvelle application de sangsues fut prescrite et un quart de lavement. Je fis couvrir la région suspubienne d'un morceau de flanelle trempé dans la décoction légèrement tiède, avec ordre de renouveler cette application très-fréquemment. Le petit malade put uriner vers le soir, c'est-à-dire vingt-quatre heures après l'accident. Ce petit blessé a pu supporter son appareil jusqu'au 30 août, époque à laquelle je l'ai enlevé, la cuisse étant solide. Les articulations tibio-tarsienne et fémoro-tibiale n'ont pas fait souffrir le blessé qui, quinze jours après avoir été délivré de son bandage, commençait à marcher sans appui. Maintenant le membre de L. ne laisse aucune trace de ce grave accident.

NEUVIÈME OBSERVATION.

Fracture oblique du tiers supérieur droit et de l'extrémité trochantérienne du col du même côté. — Guérison sans raccourcissement ni claudication.

Le 17 avril 1841, je fus appelé pour donner des soins au nommé K., âgé de 20 ans, d'un tempérament lymphatico-sanguin, à membres très-charnus, mais à muscles peu prononcés. Surpris par un éboulement dans une carrière où il chargeait du gravier, il avait été renversé sur le sol et enterré jusqu'aux épaules par une masse énorme de gravier sous laquelle on le trouva un quart d'heure après. Retiré et porté sur un lit, je fus appelé. Je reconnus une double fracture de la cuisse. Ayant fait préparer un lit comme pour les malades des sixième et septième observations, j'y plaçai le blessé, le saignai du bras, posai mon appareil, réduisis les deux fractures, puis laissant à nu les parties contuses, je fis appliquer vingt-cinq sangsues et prescrivis de protéger l'écoulement du sang par de fréquents arrosements d'une décoction de têtes de pavots froide. Le malade passa une nuit calme, point de douleurs fortes dans la cuisse, engourdissement et fourmillement du pied et de l'articulation tibio-tarsienne, la cuisse tuméfiée depuis la partie moyenne jusqu'au bassin ; même état et mêmes soins jusqu'au vingt-cinq avril. A cette époque, la cuisse, revenue à sa grosseur normale, me permet d'apprécier l'état des fractures. Le grand trochanter paraît remonté vers la crête iliaque, point de déplacement à la fracture inférieure ; le malade, sans souffrir beaucoup, dit cependant éprouver une gêne douloureuse dans la partie supérieure de la cuisse. Je desserre les liens qui maintiennent les attelles latérales, et par l'extension j'allonge le membre, de manière à lui donner une à deux lignes de plus que le membre sain, replace mon appareil et mon malade n'éprouve plus de gêne dans la partie douloureuse. Ce déplacement de la fracture supérieure avait été provoqué par le malade qui, dans le moment où il souffrait du pied, avait cherché à se soulager en relâchant la courroie sous-cuisse du côté fracturé.

Des douleurs intolérables quoique non continues étant survenues dans l'articulation tibio-tarsienne, après un pansement fait le quinzième jour de la fracture, cette douleur prenant dans l'articulation et ne s'étendant pas au-delà des malléoles, j'eus l'idée de lâcher le lien extenseur et de faire exécuter quelques légers mouvements du pied sur la jambe, ces mouvements furent suivis d'un soulagement aussi prompt qu'agréable. Je replaçai le lien extenseur où il était auparavant, et autorisai la garde-malade à faire la même opération si les douleurs l'exigeait. Depuis cette époque jusqu'au 27 mai, le malade ne ressentit plus les douleurs du talon ni de l'articulation. J'enlevai l'appareil que je remplaçai par un bandage roulé, quelques compresses longuettes et trois petites attelles ; la cuisse amaigrie est solide ; on peut sentir les cals : celui de la fracture oblique permet de reconnaître l'extrémité inférieure à la partie externe ; celui de la fracture du col est difficilement appréciable au toucher, les mouvements du pied sont libres, demi-flexion de l'articulation fémoro-tibiale.

Ce blessé, des frontières de la Prusse, a été reconduit dans son pays le 29 mai. Je l'ai revu le 26 mars 1842, il ne lui reste absolument rien de sa double fracture, point de raccourcissement, point de déformation, liberté pleine et entière des mouvements, enfin le membre qui a été fracturé est aussi libre qu'avant l'accident.

DIXIÈME OBSERVATION.

Fracture double du fémur gauche avec écrasement. —Très-forte contusion du sacrum. — Ebranlement de la moëlle épinière.— Guérison après trois mois de soins. — Raccourcissement de six lignes.

Héblot, âgé de 50 ans, conduisant, le 5 avril 1842, un charriot à quatre roues chargé de cent cinquante fagots dans un chemin rocailleux et à profondes ornières, fait un faux-pas, tombe et est atteint par la roue de devant qui, traversant de bas en haut l'articulation fémoro-tibiale, fracture et écrase cette partie et provoque en même temps une fracture oblique de la partie moyenne du même fémur qui se trouvait porter sur le bord élevé de l'ornière. Le blessé n'ayant pas eu le temps de compléter le mouvement commencé pour sortir de dessous la voiture, est atteint par la roue de derrière qui, après avoir effleuré la partie interne de la jambe et de la cuisse droite, vient monter et traverser obliquement sur le sacrum de droite à gauche, et suivre le bord de la colonne épinière sur la partie postérieure du tronc, pour ne quitter ce malheureux blessé qu'après avoir repoussé sa tête de côté en la froissant.

Cet accident, arrivé à deux lieues de sa demeure, le blessé fut ramené chez lui sur une mauvaise charrette, étendu sur un matelas. Appelé près de lui à cinq heures du soir, je le fis placer sur un lit de sangle garni et procédai de suite à sa visite : contusion partant de la tête du péroné gauche, s'étendant au niveau du condyle externe du fémur et traversant un peu obliquememt de bas en haut cette partie de la cuisse, écrasement oblique du fémur dans la longueur de trois pouces, plus haut fracture oblique de la partie moyenne du fémur, fragment oblique externe à la partie inférieure de l'os, le pied est couché sur le bord externe ; contusion très-forte sur le sacrum, avec déchirure de la peau, extravasation sanguine considérable dans les téguments qui recouvrent le pubis gauche et dans le scrotum ; la douleur de ces parties est déchirante et intolérable, douleur contusive et oppressive dans la région gauche de la poitrine ; suffocation imminente, le corps décoloré est jaune, plusieurs lipothymies accompagnées d'envies de défications non suivies d'effet.

Une copieuse saignée du bras fut faite sur-le-champ, puis je fis couvrir de sangsues la région inguinale gauche. Cette partie qui posait à terre pendant que la roue traversait sur la partie postérieure, était très-contuse et faisait souffrir d'intolérables douleurs au blessé ; un bandage de corps, exactement appliqué sur la poitrine, lui permit de respirer huit à dix lipothymies pendant la nuit.

6 avril, 6 heures du matin. — Le sang des piqûres de sangsues a cessé de couler, je pose mon appareil et réduis les deux fractures. Le malade n'a pas souffert de la réduction ; il y avait cependant un raccourcissement de trois pouces. Pendant la journée, plusieurs suffocations suivies de lipothymies.

7 avril. — Le malade est assez bien, il éprouve toujours de vives douleurs sur le sacrum et la région pubienne, dans la cuisse point; le talon a commencé à faire souffrir; il n'y a eu que deux soubresauts depuis la pose de l'appareil, toujours des lipothymies plus ou moins fréquentes, la moindre inquiétude les provoquent.

8. — Même état, les douleurs du sacrum moins vives.

9. — Je développe la cuisse pour m'assurer de son état : le membre, un peu tuméfié, ne fait éprouver aucune douleur ; l'on peut impunément promener la main, palper les parties fracturées sans en faire éprouver.

10. — Même état, douleurs vives au sacrum, provoquées par le moindre frottement des linges sur les parties excoriées.

11. — Le blessé, ayant voulu se faire remonter dans son lit, éprouva une douleur si vive qu'elle est suivie d'une syncope qui dure une demi-heure. Je fais un peu soulever le blessé, je débouche la ceinture et je glisse et applique sur les parties excoriées du coton en feuille, et sous la ceinture un coussinet de crin comme celui que j'ai employé pour le brodequin lacé.

12. — Le malade, toujours tourmenté par les douleurs du sacrum, ne s'est pas contenté de remuer pendant la nuit, il a défait les boucles des courroies sous-cuisse ; aussi ai-je trouvé de la douleur dans les fractures et un raccourcissement de deux pouces. Après avoir développé mon appareil, replacé les courroies, rendu la longueur normale à la cuisse et achevé le pansement, les douleurs de la cuisse ont disparu. Du 12 au 20, j'ai pansé le blessé tous les deux jours, puis j'ai laissé un intervalle de deux jours sans lever l'appareil.

Le 2 mai, les ecchymoses ont disparu, le sacrum est à peu près guéri et, malgré cet état satisfaisant, il ne se passe pas un jour sans lipothymies. Le cal de la fracture de la partie moyenne fait peu de progrès, la fracture des condyles est à peu près consolidée.

16 mai. — Au pansement de ce jour, la fracture inférieure paraît solide, le fragment externe de la fracture oblique paraît soudé ; on sent, à travers la cuisse amaigrie, la tumeur formée par le cal le long de cette portion; point de consolidation à la partie interne de la cuisse; on peut facilement et sans douleur, prenant les deux extrémités de l'os, faire décrire un quart de cercle à la cuisse. L'appareil est laissé en place jusqu'au 10 juin. La consolidation, beaucoup plus avancée à la partie interne de la cuisse, laisse encore la possibilité d'un léger mouvement ; la fracture inférieure étant très-solide, j'enlève mon appareil et le remplace par un bandage amidonné, à la partie interne duquel je place une attelle, la cuisse ayant une tendance à s'arquer du côté externe; je laisse cet appareil jusqu'au 10 juillet; le cal paraissant solide, le membre est entouré d'une bande roulée que l'on replace tous les jours, lorsque le blessé sort des bains de rivière, où je le fais conduire et rester pendant une heure tous les jours.

Le malade a repris de l'embonpoint, la marche se fait à l'aide d'une canne et avec une petite crossette ; il y a maigreur du membre avec six lignes de raccourcissement et un peu d'arcure de la cuisse.

ONZIÈME OBSERVATION.

Fracture oblique de la cuisse gauche. — 40 jours de traitement. — Guérison sans claudication.

M. V., de Raucourt, âgé de 70 ans, d'un tempérament lymphatique, d'une constitution affaiblie par de longues années de service et par des privations, le 17 juillet 1842, conduisait et faisait paître deux jeunes vaches attachées à la même corde, quand, effrayées par les aboiements d'un chien qui s'était rué sur elles, en se sauvant, elles enroulent la cuisse et le genou de V., le jettent à terre, et le traînent l'espace de quelques mètres.

Lorsque ce vieillard, au secours duquel on était accouru, fut débarrassé de la corde, on s'aperçut qu'il avait la cuisse gauche cassée, et l'on m'envoya chercher. Je trouvai le blessé couché sur un lit, se plaignant beaucoup de la cuisse et du genou. La corde dans laquelle il s'était trouvé pris embrassait le genou et la partie inférieure de la cuisse; je reconnus une fracture oblique de la partie moyenne de la cuisse avec raccourcissement de deux pouces, plus une torsion de l'articulation fémoro-tibiale avec tiraillement des ligaments qui l'entourent.

Le blessé étant placé sur un lit préparé, je posai mon appareil et fis appliquer des sangsues sur les parties douloureuses. Aucun accident n'est venu traverser le traitement; seulement le cinquième jour de l'accident, le malade ayant relâché la courroie sous-cuisse qui le gênait un peu, je fus obligé de le panser. Le lendemain, la cuisse était raccourcie d'un pouce et demi. Je me servis de ce raccourcissement pour faire comprendre au blessé que s'il ne voulait pas avoir la patience de supporter la faible gêne de la courroie, je ne pourrais répondre de le guérir sans claudication. Tremblant pour les suites, il ne toucha plus à son appareil, que j'enlevai le 1er septembre, 40 jours après l'accident.

V. est parfaitement guéri, sans raccourcissement, malgré son grand âge et son état valitudinaire.

DOUZIÈME OBSERVATION.

Fracture oblique comminutive du tiers supérieur du fémur gauche. — Raccourcissement d'un demi-pouce. — Légère claudication. — La pointe du pied légèrement tournée en dedans.

D., âgé de 45 ans, d'un tempérament bilioso-sanguin, aux formes athlétiques et muscles très-prononcés, qui, au malheur d'être épileptique, joint celui d'avoir un caractère très-violent, très-impatient, très-emporté, étant dans un état d'ivresse tombe, le 28 septembre 1843, devant la roue gauche de sa voiture chargée de trois mille cinq cents kilogrammes de pierre. Cette roue traverse obliquement de bas en haut et de dedans en dehors la partie moyenne de la cuisse gauche, après avoir effleuré la partie interne de la jambe droite qui a quelques excoriations. Fracture comminutive et oblique de la cuisse gauche dans tout le trajet de la roue; cette fracture, qui a au moins 4 pouces d'étendue, commence un peu au-dessous de la partie moyenne du fémur pour se terminer à peu près à 3 pouces au-dessous des trochanters, tuméfaction considérable de tout le membre, sangsues sur le trajet de la fracture. Le 29, mon appareil étant disposé, je fais soulever légèrement le blessé à l'aide d'une nappe que j'avais glissée sous les reins, je place le grand coussin, qui s'étend de la partie supérieure du bassin à 4 pouces plus bas que le pied, je place mon attelle garnie de la ceinture et accessoires, pose dessus le membre blessé, boucle la ceinture, fixe les sous-cuisses garnies ; le pied étant garni de son brodequin, j'étends le membre sur mon appareil, puis je procède à l'extension et à la coaptation. Comme dans l'état de tuméfaction où se trouve le membre, il est impossible de s'assurer par le toucher de l'exactitude de la coaptation, l'opérateur n'a de ressources, pour pronostiquer une réduction exacte, que la bonne direction, la longueur et la pose normale du membre, toutes ces considérations obtenues, je passe le lien extenseur derrière la tige montante de l'attelle, place la semelle, lui donne le degré d'inclinaison convenable, puis enfin je fixe le pied après elle au moyen des deux rubans de fil qui partent du brodequin. Mon membre étant bien établi sur l'attelle extensive, je glisse entre la cuisse et le coussin qui garnit l'attelle les compresses et bandelettes qui doivent servir à garnir et envelopper la cuisse et les applique, après les avoir imbibées d'eau mêlée d'eau-de-vie, ensuite je pose mes trois petites attelles et les petits coussins, puis mes trois liens, en commençant par celui du milieu. Ces liens, convenablement serrés, deux grandes attelles latérales ayant paru nécessaires, je les enroulai dans le drap fanon, plaçai sous elles deux boudins remplis de balles d'avoine de la longueur des attelles et fixai le tout avec cinq rubans de fil. Les deux grandes attelles désaffleure la semelle de deux pouces, l'externe s'étend de la ceinture à laquelle elle est fixée par le lien qui lui est destiné, l'interne s'étend le plus haut possible près de l'ischion. Ces deux attelles, dont le dernier ruban se trouve placé derrière la semelle, doivent, dans cette partie, être fixées à la hauteur de la partie moyenne de la semelle, un linge placé sous tout l'appareil pour le garer des souillures extérieures.

À ma visite du 30, je trouve le membre déplacé; j'apprends que le blessé, le 29, dans l'après-midi, a eu une attaque épileptique des plus fortes; je replace les pièces de mon appareil. Le 1er octobre, D. a lâché le sous-cuisse du côté malade, raccourcissement de trois pouces, je suis obligé de renouveler en entier mon pansement. Le 2, dans un accès de rage et d'emportement, il s'empare d'une faucille et coupe les courroies de mon appareil. Désirant et espérant donner une leçon à ce malheureux, j'enlève toutes les pièces de mon appareil et laisse tout le membre libre. Prié instamment par lui de venir le soulager, je reviens, le 3, pour replacer l'appareil que j'avais fait réparer. Après avoir découvert le malade, je constatai, le pied droit à la main, un raccourcissement de de 6 pouces; je le fis observer au blessé et aux aides que j'avais dû faire venir; la cuisse, dans ce moment, faisait au tiers supérieur l'effet d'un jambon désossé, présentant une rondeur semi-lunaire de trois pouces du centre de l'os à la circonférence de la cuisse. Mon appareil étant replacé, une traction douce, lente et progressive ayant rendu au membre à peu près sa longueur normale, les liens furent posés; j'avais placé et lacé une genouillère garnie et munie de ses liens, à l'aide de ce moyen j'espérais obtenir la cessation des douleurs du talon, l'extension étant presqu'entièrement supportée par le genou. Le 4, je relâche un peu le lien du genou et resserre celui du pied pour reposer le blessé. Depuis ce moment jusqu'au 15 novembre, époque à laquelle j'ai pu enlever mon appareil, j'ai dû alternativement faire l'extension sur le genou, et l'articulation tibio-tarsienne, variant selon les besoins du blessé. Le 20 novembre, lorsque j'enlevai l'appareil, la cuisse, très-amaigrie, laissait sentir un cal gros et long, il restait à peu près un demi-pouce de raccourcissement.

Depuis, D., cultivateur, a repris les travaux des champs, et malgré une légère claudication, peut se livrer à tous les travaux de son état; tous les ans, il fait, comme avant, des voyages à la pierre.

TREIZIÈME OBSERVATION.

Fracture oblique de la cuisse. — Deux mois de traitement. — Guérison sans claudication.

La veuve Hannion, âgée de 81 ans, tombe d'une chaise sur laquelle elle était montée et se fracture la cuisse à son quart supérieur, le 4 décembre 1846. Appelé à lui donner des soins, j'applique mon appareil. le 5. Rien d'extraordinaire n'ayant eu lieu, vers le 10 février, je débarrassai ma malade de son appareil, et après quelques mois, pendant lesquels elle a été obligée de faire usage de béquilles, malgré son grand âge, elle a pu reprendre ses habitudes d'intérieur de ménage et a pu supporter une attaque de choléra à laquelle elle a résisté en 1854.

QUATORZIÈME OBSERVATION.

Fractures de l'extrémité inférieure de la cuisse droite et du quart inférieur de la jambe du même côté. — Guérison sans claudication.

Paquet, enfant de 7 ans, monté, avec des enfants de son âge, sur un tas de bois de construction, entraîne un morceau de chêne qui était en équilibre, roule avec lui et est relevé avec une double fracture; une à la partie inférieure de la cuisse, avec chevauchement des deux bouts; l'inférieure à la partie postérieure, la supérieure à la partie latérale externe. La fracture de la jambe, quoique complète, ne présentant rien que d'ordinaire. Après avoir placé l'enfant sur un lit convenable, je posai mon attelle garnie, celle qui m'avait servi pour l'observation cinquième, fixai la ceinture, le petit brodequin lacé, puis je procédai à la réduction de la fracture fémorale; il y avait un raccourcissement de 2 pouces qui put cependant être réduit par l'extension opérée sur l'articulation tibio-tarsienne. La cuisse ayant repris sa longueur et sa forme normales, avant de fixer le lien extenseur, je m'assurai de la jambe; il y avait une fracture transversale sans déplacement. Je fixai alors mon lien, posai la semelle, et procédai au pansement en commençant par la cuisse qui, garnie de ses compresses et bandelettes, fut maintenue par les trois attelles fémorales. Cette partie du pansement terminée, je pansai la jambe et me contentai des deux longues attelles pour maintenir le tout. Le membre fut enveloppé d'un linge pour le préserver des souillures. Je vis le malade tous les jours. Le quatrième, je levai l'appareil pour m'assurer de l'état du membre, que je trouvai bien; le dixième jour, second pansement; le quinzième, le vingt et unième, le trentième, et enfin le quarantième, j'enlevai l'appareil que je remplaçai par une bande roulée.

Le malade, qui maintenant a 15 ans, est émouleur-voyageur. L'ayant fait venir au moment où j'écris ce mémoire, j'ai pu me convaincre que le résultat avantageux s'est soutenu, et qu'il est probable qu'il ne sera point exempt de la conscription pour les suites de son accident.

QUINZIÈME OBSERVATION.

Fracture oblique du fémur droit en plusieurs fragments. — Fracture de la clavicule droite. — Guérison. — Raccourcissement d'un pouce.

P., de Contrisson, âgé de 50 ans, le 3 septembre 1850, conduisant un charriot sur lequel il était monté, voulant descendre pour maîtriser les chevaux qui commençaient à s'emporter, se trouve pris dans les traits, tombe, est traîné quelques pas, les deux roues lui passent sur le corps. Il est relevé avec une fracture double de la cuisse droite et une fracture de l'extrémité acromiale de la clavicule droite; la fracture a divisé le fémur en trois parties presque égales; la portion du milieu, fracturée en biseau à sa partie inférieure, a traversé les muscles et les téguments. Après les premiers soins, mon attelle garnie a été posée, et 2 mois après j'ai pu l'enlever, laissant un raccourcissement d'un pouce qui, depuis, n'empêche point P. d'aller dans les champs et de travailler comme avant.

SEIZIÈME OBSERVATION.

Fracture comminutive de la partie moyenne de la cuisse gauche. — Deux mois de traitement. — Emploi d'un bracelet coussiné nécessité par une plaie du talon. — Guérison sans claudication.

Le 29 octobre 1850, Poitel, de Neuville, âgé de 19 ans, conduisant un harnais attelé de deux chevaux, chargé d'un mètre de gravier, tombe devant sa roue qui lui traverse la cuisse à la partie moyenne sur un sol dur et plein d'ornières profondes; fracture comminutive de la largeur du bandage de la roue. Après avoir fait mettre des sangsues, je posai l'attelle extensive garnie, réduisis la fracture et achevai le pansement comme à l'ordinaire. Dans le cours du traitement, une plaie, en apparence légère, qui existait sur la base du tendon d'Achille, datant de l'accident, s'étant approfondie et faisant beaucoup souffrir le blessé, je fus obligé de remplacer le brodequin par un bracelet coussiné et rembourré de crin placé au-dessus des malléoles; j'y avais fait attacher les courroies extensives comme au brodequin lacé qu'il a remplacé jusqu'à la guérison. Au 1er janvier, le malade, aidé de béquilles, courait le village; il a, dès cette époque, repris ses travaux et ne se souvient plus de son accident.

DIX—SEPTIÈME OBSERVATION.

Fracture avec écrasement du tiers inférieur de la cuisse gauche. — Fracture avec écrasement du tiers supérieur du péroné droit; cette dernière n'a été reconnue que quand le membre, qui avait plus que triplé de volume, a été revenu à son état normal.— Guérison au bout de deux mois.— Claudication imperceptible.

Le 29 mars 1851, Docteur, chef poseur au chemin de fer de Paris à Strasbourg, allant à ses travaux, en voulant changer de place sur un train de travail à vide sur lequel il était monté, ayant perdu l'équilibre, tomba sur les rails la tête la première, et passa sous cinq roues avant que l'on ait pu arrêter le convoi qui était traîné par trois vigoureux chevaux lancés au grand trot; la cuisse gauche supporta la plus grande partie du choc, la partie externe de la jambe droite fut également charriée. Ce blessé, accroché par sa blouse, retourné sur le ventre, fut traîné dans cette position pendant la longueur de trois mètres, le train ne s'étant arrêté qu'après avoir déraillé. Relevé, ce blessé fut porté dans son logement où je fus de suite appelé; ayant été placé sur un lit que je fis préparer à la hâte, après l'avoir fait déshabiller, je reconnus une fracture avec écrasement du tiers inférieur de la cuisse gauche, plaie pénétrante à l'os à la partie antérieure : cette partie s'étant trouvée prise entre le boudin de la roue et le rail; au-dessous, écrasement de la largeur du rail se terminant à deux centimètres de la rotule, froissement de la partie interne supérieure de la jambe gauche avec enlèvement de l'épiderme, plusieurs ecchymoses avec tuméfaction considérable aux deux malléoles gauches. Sur la jambe droite, le boudin de la roue laisse sur l'intervalle inter-osseux une trace profonde avec dépression très-prononcée, qui s'étend du ligament rotulien au tiers inférieur de la jambe; tout ce côté du membre paraît écrasé et prend à vue d'œil un développement énorme. Des sangsues sont prescrites et posées de suite sur les deux membres; la jambe droite très-tuméfiée fait assez souffrir le blessé pour lui faire oublier les souffrances du côté fracturé.

30 mars.—Nouvelle application de sangsues tout le long de la jambe droite; elles saignent pendant vingt-quatre heures; soulagement très-prononcé. Mon appareil est posé pour la cuisse gauche; sommeil pendant toute la nuit, arrosement continu sur les deux membres.

1er avril. — La cuisse fracturée sans douleur notable, de même pour la jambe. Rien d'extraordinaire jusqu'au 10 mai. A cette époque, je commence à faire lever mon blessé et essaye, en le soutenant, de lui faire faire quelques pas. Le premier, les choses se passent on ne peut mieux; encouragé par ce premier essai, le blessé demande à être levé le lendemain; tout se passe comme le premier jour jusqu'au moment de le remettre au lit. Distrait par une cause extérieure, oubliant son état, il se retourne vivement en s'appuyant sur le pied gauche; il jette un cri et dit : « Ma cuisse vient de se casser de nouveau! » Le blessé ne s'était point trompé, le cal n'étant point encore solidifié, la jambe et la rotule n'avaient point changé de place; mais la partie supérieure de la cuisse correspondait à la partie postérieure du condyle externe du fémur. Remis sur son lit, la cuisse, après avoir été ramenée à sa direction normale, fut replacée sur l'attelle extensive, et un mois après, la consolidation ne laissait rien à désirer. Cependant ce blessé, effrayé de son premier accident, a été pendant longtemps sans oser s'aventurer sur son membre. Parfaitement guéri depuis, il est encore aujourd'hui employé sur le chemin de fer.

La jambe droite, qui a tant fait souffrir le blessé pendant les premiers jours, s'étant trouvée condamnée au repos, s'est guérie et considérablement amaigrie en guérissant. Le péroné, depuis sa tête jusqu'au tiers de sa longueur, avait été écrasé et enfoncé près le bord externe du tibia. Le malade, qui n'est point gêné, conserve et conservera cette trace d'un enfoncement avec fracture, qui n'a point été reconnue et qui, connue tout d'abord, aurait forcément dû être abandonnée à la nature, aidée de la tranquillité et d'une bonne position du membre; car il eut été impossible de chercher à relever et replacer cette portion d'os qui s'est consolidée dans la position anormale faite par l'accident. Cette trace, qui restera visible toute la vie du blessé, ne le gênera pas.

DIX—HUITIÈME OBSERVATION.

Fracture par écrasement de la cuisse droite. — Fracture compliquée de plaies et de renversement du pied de la jambe gauche. — Écrasement de trois doigts de la main droite. — Deux mois de traitement. — Guérison sans claudication.

Le 16 août 1851, Beaudelaire, de Neuville, revenait de la forêt avec un charriot attelé de cinq chevaux, chargé de six stères de bois; étant fatigué, il s'assit sur le devant de son char, où il s'endormit. Combien y fut-il de temps? on ne peut le savoir. Les habitants d'une commune que les chevaux sans conducteur traversaient, étonnés de ne point voir de maître, arrêtèrent l'équipage, pensant que le conducteur allait paraître. Après un quart d'heure d'attente, ne voyant rien arriver, l'on supposa un accident et l'on partit en voiture sur le chemin que venait de parcourir le charriot arrêté. A une demi-lieue de là, on trouva un homme étendu sur la route sans connaissance; c'était le voiturier, que l'on chargea sur la voiture et que l'on ramena au village. J'arrivai près de lui à une heure du matin, je fis de suite placer le blessé sur un petit charriot pour le conduire chez lui, à six kilomètres de là. Quand il fut placé sur son lit, en le visitant, je trouvai une fracture comminutive des deux tiers de la cuisse droite, une fracture comminutive de la jambe gauche avec torsion du pied gauche, arrachement des deux dernières phalanges de l'auriculaire, écrasement de la dernière phalange de l'annulaire et du médius droit. Après avoir réduit les fractures, j'ai posé provisoirement les deux membres sur des bandages à bandelettes avec attelles et autres accessoires. Le 18 août, je revins et posai mes attelles extensives aux deux membres. Deux mois et demi après, j'enlevais mes appareils et aidais le blessé à apprendre à marcher. Il a pu, dans le mois de novembre, monté sur un cheval, aller revoir les champs et, depuis, il a repris les travaux agricoles, et il ne lui reste de ce terrible accident qu'un peu de raideur dans les articulations et trois phalanges de moins.

Suivent quelques observations de fractures graves de la jambe, pour lesquelles je me suis servi de mon attelle extensive; à la rigueur on aurait pu s'en passer, mais la facilité des pansements et des autres soins accessoires me font espérer que j'aurai des imitateurs.

PREMIÈRE OBSERVATION.

Fracture complète de l'extrémité inférieure de la jambe droite. — Écrasement du mollet. — Quarante jours de soin. — Guérison sans claudication.

Le 20 mai 1837, G.., marchand de bois de construction, aidant à placer des sapins, est surpris par l'éboulement inattendu d'un sapin portant 14 pouces d'équarrissage sur 40 pieds de longueur qui le renverse, passe sur sa jambe droite, écrase et triture le mollet et fracture la jambe à son quart inférieur. Le membre, en moins de dix minutes, a plus que doublé de volume. Vingt-cinq sangsues sont posées sur-le-champ sur le mollet; le membre, étendu sur un coussin de balles d'avoine, est incessamment arrosé d'une décoction de têtes de pavots froide. Le 21, réapplication des sangsues, les douleurs bien moins vives, continuation des mêmes moyens jusqu'au 25, où l'appareil provisoire fut remplacé par mon attelle que le malade conserva jusqu'à guérison. A dater de ce jour, le malade a été levé tous les jours pendant deux ou trois heures chaque fois. Cette manœuvre se faisait avec la plus grande facilité et a beaucoup contribué à accélérer la guérison du malade, qui n'a rien conservé de son accident.

DEUXIÈME OBSERVATION.

Fracture avec écrasement du tiers inférieur de la jambe. — Six semaines de traitement. — Guérison sans difformité ni gêne.

Le 10 janvier 1839, Paquot, de Rancourt, âgé de 20 ans, d'une complexion robuste, état de maçon, étant chargé de tourner la manivelle d'un cric que l'on avait placé sous un bloc de pierre du poids de trois mille kilogrammes que l'on voulait mettre debout, l'avait amené presque à sa hauteur, lorsque les dents de la machine se détachèrent. Paquot, s'apercevant du danger, s'élança vivement en arrière, mais ne put éviter de laisser prendre sa jambe sous cet effrayant fardeau ; heureusement pour lui que, dans sa chute, la pierre avait entraîné un lévier en bois qui, se trouvant interposé entre elle et la jambe, préserva cette dernière d'un écrasement complet. Ce lévier, qui se trouva croiser obliquement le membre de dehors en dedans et de bas en haut, fractura dans cette direction le tiers inférieur du péroné et du tibia dans la longueur de deux pouces, écrasa les parties molles de la partie interne de la jambe et fit sentir ses ravages jusqu'à la partie moyenne de la cuisse, dont presque toute la surface fut envahie par une ecchymose. Je fis poser des sangsues, plaçai le membre sur un coussin de balles d'avoine et prescrivis des arrosements renouvelés chaque quart d'heure, à froid, avec une décoction de têtes de pavots froide.

Le 12, à ma visite, je posai mon attelle extensive garnie des accessoires. Le malade, dont les douleurs avaient été supportables, n'avait pu se laisser aller au sommeil ; chaque fois qu'il avait essayé de le faire, il avait été éveillé par des soubresauts très-douloureux. Le 13, le malade a peu dormi, mais n'a plus eu de soubresauts ; la jambe et la cuisse ont plus que doublé de volume. Le 14, le sommeil revient, point de fièvre, les douleurs sont nulles quand on a la précaution de mouiller aussitôt que le malade sent la chaleur se manifester ; je permets des aliments légers. Le 15, le membre paraît avoir atteint tout son développement, point de douleur ; on a pu lever le malade pour faire son lit. Depuis ce jour jusqu'au 24, même état ; jusque-là on a continué les arrosements. Je renouvelle tout mon appareil et lève mon blessé, pour ne le recoucher que cinq ou six heures après. A dater de cette époque jusqu'à la guérison, le malade a été levé tous les jours et n'a pas souffert du tout. J'ai laissé mon appareil jusqu'au 16 février ; je l'ai remplacé par un bandage roulé embrassant le pied et la jambe ; j'ai tout enlevé dans les premiers jours de mars. Paquot a pu reprendre ses travaux, il marche aussi facilement qu'auparavant et ne se sent en rien de sa fracture.

TROISIÈME OBSERVATION.

Fracture comminutive par écrasement de la jambe gauche. — Guérison sans claudication.

Le 17 septembre 1849, Dujour, âgé de 50 ans, étant occupé à tirer de la grève, fut surpris par un éboulement sous lequel il fut couché et enseveli. Il fut retiré de là avec une fracture comminutive du tiers supérieur de la jambe gauche. Après avoir reconnu l'état du membre et l'avoir placé dans une position normale sur un coussin de balles d'avoine, je fis poser des sangsues, et le lendemain, 18 septembre, je revins lui appliquer mon attelle extensive, que je laissai au malade jusqu'au 1er novembre. La jambe alors était dans le meilleur état possible, et le malade commença à se lever et à marcher, soutenu par des béquilles quand, le 5 novembre, il se laissa tomber et, dans sa chute, brisa le cal non encore ossifié. Je réappliquai mon attelle, que je laissai jusqu'au 25 novembre, et la remplaçai par un bandage amidonné qui ne fut enlevé qu'au 15 décembre. Ce malade, revu depuis, marche sans claudication comme sans gêne.

QUATRIÈME OBSERVATION.

Fracture compliquée d'un fragment détaché de la partie moyenne du tibia droit. — Arcure externe de la partie correspondante du péroné sans fracture.

Le 26 novembre 1850, le sieur Clément, de Brabant, cultivateur, voulant dégager un de ses chevaux embarrassé dans les harnais, est atteint au tiers inférieur et interne de la jambe droite par la ruade d'un des chevaux de l'attelage ; le fer ayant porté à la partie interne du tibia, cet os est fracturé au tiers inférieur avec un fragment détaché de 4 centimètres, que l'on sent parfaitement, et qui, livré à lui-même lorsque l'on cesse de le maintenir, remonte comme une touche de clavier. Le péroné n'est point fracturé, mais seulement fortement arqué en dehors, ce qui rend la réduction exacte impossible ; cette *arcuation* a résisté à tous les efforts tentés pour son redressement. Après avoir fait poser des sangsues, le membre fut placé dans un appareil provisoire, sur un coussin de balles d'avoine. Le lendemain, 27, je posai mon attelle extensive avec la conviction que l'arcuation en dehors du péroné entraînerait le tibia dans cette direction, circonstance dont je prévins les parents et le malade, pronostiquant que, quoique le membre conservat sa longueur, il resterait arqué et que la marche serait rendue pénible en ce que le malade serait forcé d'appuyer sur le bord externe beaucoup plus que sur la face plantaire. J'ai été obligé d'exercer une pression exacte et continue pendant trois semaines, pour maintenir dans sa position normale le fragment détaché. Le malade guéri a conservé l'arcuation en dehors que, malgré toutes les tentatives, il a été impossible de faire disparaître.

Dans une occurence pareille, je crois qu'il serait sage, après avoir employé les moyens ordinaires, de proposer l'emploi de moyens énergiques, voire même le redressement par la rupture de l'os, pour empêcher cette infirmité, grave par la gêne qu'elle fait éprouver dans la marche.

CINQUIÈME OBSERVATION.

Fracture du quart inférieur de la jambe gauche, la portion supérieure du tibia fait une saillie de deux pouces. — Deux mois de traitement. — Guérison sans raccourcissement. — Raideur de l'articulation tibio-tarsienne.

Le 31 mai 1852, le sieur Honnoré, cultivateur à Contrisson, revenant de chercher une voiture de pierre du poids de huit mille, aidant à dételer les chevaux de sa voiture, au moment de poser les limons à terre, se trouve abandonné de celui qui l'aidait ; ne pouvant supporter seul la charge, échappe le limon qui lui tombe sur le genou et le renverse. On vient le relever ; il avait une fracture oblique du quart inférieur de la jambe gauche, compliquée de plaie et d'issue du tibia qui, fracturé en bec de flûte, faisait saillie de sept centimètres ; l'extension ayant fait rentrer cette portion, le membre garni d'un appareil à bandelettes séparées fut placé sur un coussin de balles d'avoine, et le lendemain, 22 mai, je posai mon attelle extensive que j'ai laissée en place jusqu'à guérison. Cette cure n'a été traversée que par des douleurs d'un rhumatisme ambulant qui s'est porté partout, excepté sur la jambe fracturée. Il est resté une très-légère claudication en partie due à la raideur de l'articulation tibio-tarsienne. Ce blessé a repris les travaux pour lesquels il est aussi libre qu'auparavant.

SIXIÈME OBSERVATION.

Fracture avec écrasement de la jambe droite. — Menace de gangrène. — Six semaines de traitement. — Guérison sans laisser de trace de l'accident.

Le 19 juin 1852, Gérard, de Bettancourt, âgé de 30 ans, cultivateur, conduisant une voiture de pierre, se trouvant un peu indisposé et voulant s'asseoir sur le limon de sa voiture, manqua son mouvement et tomba devant sa roue, qui lui écrasa la jambe droite. Arrivé près du blessé deux heures après l'accident, la jambe a triplé de volume, il est pour le moment impossible d'apprécier le désordre. La jambe, posée sur un coussin de balles d'avoine, sera couverte de sangsues ; les sangsues tombées, le membre sera constamment arrosé d'eau de têtes de pavots froide. — 20 juin. Le malade a eu du délire toute la nuit, la jambe est encore plus tuméfiée que la veille ; je fais réappliquer les sangsues. — 21 juin. Le malade, plus calme qu'hier, a recouvré connaissance ; la jambe, devenue énorme, est cependant moins brûlante qu'hier; le pied est d'une bonne chaleur. Cédant au désir de sa femme, je le fais reconduire chez lui, à Bettancourt, à quatre kilomètres de l'endroit où il avait été recueilli et accueilli; le transport s'effectue sans douleur appréciable et sans fatigue pour le malade. J'avais entouré sa jambe d'un appareil de *Scuttet*; je fis préparer chez lui un lit de sangle placé au milieu d'une grande pièce, de manière à ce que l'on puisse circuler librement autour du lit; sur les sangles une table, dessus un matelas, les draps et alèzes nécessaires. Le blessé étant arrivé, fut posé sur ce lit, puis lui ayant enlevé l'appareil de *Scuttet*, je le remplaçai par mon attelle extensive garnie de la genouillère. Le pied et l'articulation tibio-tarsienne garnis du brodequin lacé, la jambe fut fixée à l'attelle par un lien au-dessus de la rotule, et un seul lien aux malléoles; toute la jambe resta libre et nue, seulement on mit dessus des compresses trempées dans l'eau de têtes de pavots froide, souvent renouvelées. — Le 22, à ma visite, ayant trouvé la jambe couverte de phlyctènes qui laissaient suinter un liquide roussâtre et d'odeur douteuse, l'eau de têtes de pavots des arrosements fut additionnée d'eau chlorurée aromatisée d'eau-de-vie camphrée. Pour prévenir l'adhésion des linges, la jambe fut couverte d'un linge fenêtré enduit de cérat chloruré. Ces moyens furent continués jusqu'à la disparition des symptômes inquiétants. Lorsque la jambe a pu permettre une investigation rigoureuse, l'on a reconnu une fracture comminutive des deux os de la jambe de quatre pouces d'étendue. Depuis ce moment, cette fracture a suivi une marche régulière et s'est trouvée parfaitement consolidée le 5 août, époque à laquelle j'ai pu enlever mon attelle, que j'ai remplacée par une bande roulée, que j'ai cru devoir faire conserver à Gérard jusqu'à la fin de ce mois, époque à laquelle je lui ai fait prendre quelques bains d'eau courante. Huit jours après, il a pu reprendre ses travaux, ne conservant aucune trace de ce grave accident, sinon un peu de faiblesse et de gêne dans les mouvements qui, depuis, ont entièrement disparu.

RÉSUMÉ DES OBSERVATIONS.

Dans le *premier cas*, le résultat obtenu laisse une claudication d'un pouce; mais que l'on veuille bien se souvenir du peu de patience de la malade, qui a si souvent détaché les sous-cuisses, de son âge, de ses infirmités et des difficultés augmentées par le couchage, et l'on appréciera si, pour une fracture aussi grave et une malade aussi âgée, le résultat ne doit pas paraître avantageux.

Dans le *deuxième cas*, que je crois pouvoir considérer comme très-heureux, je ne sais si l'on se plaindra beaucoup du raccourcissement de trois lignes; mais que l'on m'oppose des résultats plus avantageux obtenus sur des sujets aussi avancés en âge, et je demanderai encore quelle a été la somme de douleurs qu'ont eu à supporter les malades guéris.

Le *troisième cas* qui, jusqu'à guérison, présentait au moins la longueur normale, n'a dû le raccourcissement qui existe qu'à la trop grande précipitation mise par le blessé à vouloir s'appuyer sur ce membre; car, mesurée cinquante jours après l'accident, la cuisse se trouvait au moins aussi longue que l'autre, et trois mois après, il y avait quatre lignes de raccourcissement. Cet état n'a pas varié depuis. Je crois devoir attribuer ce raccourcissement au glissement des parties fracturées, glissement occasionné par le poids du corps sur le cal d'une fracture oblique non encore entièrement ossifié.

Quatrième cas. — Fracture grave, mais je crois très-rare, laissera à la malade une déviation légère de la pointe du pied en dedans et un raccourcissement à peine sensible. J'eusse pu me passer de mon appareil, car la fracture était à la partie inférieure de la cuisse; mais la facilité des pansements, l'absence des douleurs, m'ont décidé à l'employer.

Cinquième cas. — Fracture oblique du tiers supérieur du fémur, luxation incomplète du genou. Ce cas ne m'a laissé aucun doute sur l'efficacité du procédé. Les douleurs se dissipent quelques heures après l'application de l'appareil, et cela pour ne plus reparaître dans le cours du traitement; l'os se trouve réuni avec commencement de consolidation le dix-septième jour du traitement; cependant les trois premiers jours du traitement avaient été douloureux.

La trop grande facilité des mouvements de flexion du tronc sur la cuisse qui n'a pas été nuisible dans cette circonstance, mais qui, dans d'autres cas, pourrait avoir de graves inconvénients, m'a suggéré l'idée de plusieurs changements à mon attelle extensive. Dans les quatre premières observations, elle n'avait de mobile que la partie pelvienne munie d'une seule charnière à la partie antérieure; les mouvements du bassin sur la cuisse restaient trop faciles, puisque la volonté seule des malades pouvait les empêcher; la courroie sous-cuisse libre à côté de l'attelle était exposée à se déplacer par les mouvements; l'attelle, d'une seule pièce depuis la portion pelvienne, ne pouvait se fléchir, impossibilité d'essayer des mouvements du genou, ou, pour les exécuter, il fallait tout détacher. Tels étaient les principaux inconvénients auxquels il fallait obvier. D'abord j'ai rendu mobile et fixe à volonté la portion pelvienne de l'attelle en ajoutant une seconde charnière sous la première; cette seconde charnière se ferme et s'ouvre à volonté au moyen d'un boulon; ensuite j'ai rendu également fixe ou flexible à volonté la portion fémorale en coupant l'attelle au niveau du pli poplité et y ajustant deux charnières, dont une à boulon mobile. Ces deux changements laissent au médecin opérateur la facilité de rendre fixe ou flexible le moyen extenseur. J'ai fait huit mortaises au lieu de six dans la partie fémorale de l'attelle : les deux premières, tout près des charnières, pour donner passage à la courroie sous-cuisse du côté blessé qui, à l'aide de ce moyen, se trouve fixée d'une manière invariable et en même temps aide à fixer l'attelle dans sa position la plus convenable. J'ai cru devoir donner ces explications, parce que tous les cas qui vont suivre ont été soumis à ces modifications.

Sixième cas. — Laissant de côté tous les accidents accessoires à l'état du membre inférieur gauche, nous trouvons une fracture oblique de l'extrémité inférieure du fémur, chevauchement des fragments, division de l'extrémité inférieure du fémur, les condyles se trouvaient écartés, écrasement partiel de la rotule, avec plaie, luxation de l'articulation tibio-tarsienne. J'obtiens ici un résultat qui ne laisse rien à désirer; car de toutes ces graves complications, une seule trace reste pour rappeler à Maussuy toutes les chances qu'il a courues, l'impossibilité de la flexion entière de la jambe sur la cuisse, point de raccourcissement, déambulation facile, quand tout devait faire craindre raccourcissement et ankylose.

Septième cas. — Fracture du col du fémur reconnue le quatrième jour, guérie le quarantième sans raccourcissement; mouvement de l'articulation fémoro-tibiale le trentième jour; le blessé a pu marcher au bout de très-peu de temps, seulement il y a eu un peu de raideur de l'articulation tibio-tarsienne pendant quelque temps; depuis, le malade est aussi libre du côté gauche que du côté droit qu'avant son accident.

Huitième cas. — Quoique chez un très-jeune sujet, cette fracture était accompagnée de circonstances assez graves pour me donner une sérieuse inquiétude; la guérison parfaite obtenue n'a été traversée par aucune circonstance inquiétante.

Neuvième cas. — Double fracture du même fémur, guérie en quarante jours, sans claudication; dans les cas de ce genre, une seule fracture l'entraîne presque toujours; ce cas seul devrait suffire pour obtenir une investigation scrupuleuse sur le procédé.

Dixième cas. — Fracture double de la cuisse gauche, les deux fractures obliques; la fracture de l'extrémité inférieure du fémur se consolide dans le temps ordinaire; le travail de consolidation de la fracture supérieure ne commence que vers la fin de mai, huit semaines après l'accident. Ce travail, extrêmement lent, ne peut se consolider qu'avec un raccourcissement de six lignes, encore la consolidation n'a-t-elle lieu qu'après trois mois passés de traitement. Au bout de deux mois, quand je remplaçai mon appareil par le bandage amidonné, il y avait un commencement de cal à la partie externe, le membre mesuré à cette époque avait sa rectitude et sa longueur normales.

Voici comment je posai le bandage amidonné. Je couvris la cuisse, des condyles à la tubérosité ischiatique, de compresses simples imprégnées d'un mélange d'eau et d'eau-de-vie par dessus un tour de bande amidonnée, sur ce premier tour est fixé, par de l'amidon, du coton en feuille pour remplir les inégalités et les vides, puis une attelle s'étendant de la tubérosité ischiatique au condyle interne du fémur; il y avait déjà, à cette époque, une tendance à l'arcure externe. Cette attelle fut fixée à la cuisse par des circulaires de la bande amidonnée. Quand j'enlevai cet appareil, il y avait un raccourcissement de six lignes, avec arcure de la fracture supérieure; le blessé put marcher assez facilement peu de temps après. Ce fut à cette époque qu'il se hasarda à faire le voyage, où, en tombant, il s'abîma l'articulation fémoro-tibiale. Depuis ce moment sa cuisse s'est raccourcie d'un pouce, ce qui lui fait maintenant un raccourcissement d'un pouce et demi.

Cet insuccès doit-il être attribué aux causes qui ont provoqué les si fréquentes lipothymies? Si elles n'ont point contribué au raccourcissement, je crois pouvoir attribuer à ces causes la tardive consolidation; car je fais observer de nouveau ici que le malade, pendant tout le traitement, n'a pas accusé un seul jour de la douleur dans la cuisse fracturée, que l'endroit qui toujours l'a fait souffrir, c'est le sacrum. Vu le 15 février 1853, Héblot, qui marche assez facilement, ne souffre nullement de la fracture supérieure. Il éprouve encore de la raideur deux pouces au-dessus des condyles, et ne peut encore rester couché sur le côté gauche du sacrum; l'articulation fémoro-tibiale a retrouvé la presque totalité de ses mouvements de flexion.

Onzième cas. — Quoique chez un vieillard d'une santé délabrée, il ne laisse rien à désirer; consolidation sans raccourcissement, aussi prompte que solide, obtenue en quarante jours.

Douzième cas. — Fracture comminutive, le fémur est écrasé dans quatre pouces d'étendue; ce cas est aggravé par le caractère violent et emporté du blessé qui, par surcroît, est épileptique; il est impossible d'obtenir de lui de la tranquillité, moins encore de la résignation; dans les premiers jours de son accident, dans un moment d'emportement furieux, il coupe les sous-cuisses et se débarrasse de son appareil. Après trente heures, je suis obligé de réduire de nouveau la cuisse qui, mesurée avant de procéder à cette opération, pied droit à la main, se trouve de six pouces plus courte que l'autre. Pour soulager le talon, duquel le blessé dit beaucoup souffrir, je suis obligé de prendre mon point d'extension sur l'articulation fémoro-tibiale, au moyen de la genouillère, et pendant le reste du traitement, d'alterner l'extension entre le pied et le genou. Huit semaines ont été nécessaires pour consolider le membre avec un raccourcissement de six lignes. Depuis, Denarcy a repris les travaux des champs, et ne se trouve point gêné de sa claudication.

Treizième cas. — Fracture du quart supérieur du fémur, chez une femme âgée de 81 ans. Neuf semaines de traitement sont nécessaires pour la consolidation. Cette femme, quoique très-âgée, a guéri sans claudication.

Quatorzième cas. — Fracture de la cuisse et de la jambe du même côté; fracture oblique du fémur, avec raccourcissement de deux pouces; application d'une seule attelle extensive pour les deux fractures; guérison au bout de quarante jours, sans difformité ni raccourcissement. Vu il y a peu de temps, l'enfant qui est devenu jeune homme et a 15 ans, est émouleur ambulant, et ne se plaint pas plus pour les marches et fatigues du membre pelvien droit que du gauche.

Quinzième cas. — Fracture double de la cuisse droite ; le fragment du milieu, dont la partie inférieure est taillée en biseau, a traversé les muscles et les téguments. Deux mois de soins, et le malade guéri a pu commencer à travailler pour vivre.

Seizième cas. — Fracture comminutive de la partie moyenne de la cuisse gauche, avec écrasement du fémur de la largeur du bandage de roue ; une plaie du talon, d'abord légère, faisant ensuite beaucoup souffrir le malade ; je fus obligé de remplacer le brodequin par un bracelet coussiné. Deux mois après l'accident, le malade, aidé de béquilles, courait le village. Depuis, il a repris toutes ses forces et son agilité, et ne boite point.

Dix-septième cas. — Fracture par écrasement du tiers inférieur de la cuisse gauche ; plaie pénétrante à la partie antérieure ; écrasement du tiers supérieur externe de la jambe droite ; de nombreuses sangsues sur les deux membres, les premières douleurs très-vives et tuméfaction considérable de la jambe droite ; l'empreinte sillonnée laissée par la roue du train reste toujours très-apparente ; arrosements continus. Ce qu'il y a de plus remarquable dans le traitement de cette grave fracture, c'est l'accident arrivé le 11 mai, la torsion de la cuisse, opérée d'une manière aussi brusque que spontanée. Cette circonstance a retardé la guérison d'un mois, et a rendu le blessé circonspect jusqu'à la poltronnerie pendant un second mois. De ce grave accident, le malade a conservé une claudication à peine sensible et une trace indélébile avec enfoncement du tiers supérieur du péroné droit.

Dix-huitième cas. — Encore une fracture comminutive de la cuisse avec écrasement, et, sur le même blessé, fracture également comminutive de la jambe gauche et luxation du pied gauche. Ici je place deux attelles extensives, une pour la cuisse droite et l'autre pour la jambe gauche. Malgré toutes les circonstances aggravantes de ce terrible accident, deux mois après j'apprenais le malade à marcher, et vers la fin de novembre, monté sur un cheval, il a pu aller visiter les champs. Depuis, il a repris ses travaux, et il ne lui reste qu'un peu de raideur et trois phalanges de moins.

FRACTURES DE JAMBE.

Premier cas de fracture de la jambe soumise à mon appareil. Fracture du quart inférieur de la jambe droite ; écrasement du mollet qui, instantanément a triplé de volume. Cette partie du membre est couverte de sangsues qui sont encore reposées le lendemain. Les premiers accidents inflammatoires dissipés, mon attelle est posée ; à dater de ce jour, le malade a été levé tous les jours jusqu'à guérison, qui n'a été entravée par aucun accident.

Deuxième cas. — Fracture comminutive par écrasement du tiers inférieur de la jambe gauche ; sangsues, immobilité la plus complète, arrosements froids ; l'attrition a été tellement forte que presque toute la cuisse se trouve ecchymosée, le membre devient énorme et ne diminue que le sixième jour. Dans ce cas, aurait-il été possible d'employer le bandage amidonné ? Non ; car il me souvient d'avoir vu, en 1807, pendant le siége de Dantzick, un membre fracturé, sphacélé en vingt-quatre heures pour avoir été trop serré. Je crois qu'il est toujours sage et prudent de faciliter la circulation dans ces graves accidents, puis, sous l'uniforme pression d'un bandage inamovible, comment s'assurer et reconnaître le mal, souvent quand il serait irréparable ?

Troisième cas. — Fracture comminutive du tiers supérieur de la jambe, les mêmes soins que pour les autres. Je n'ai rapporté cette observation, que parce que pendant sa convalescence, le malade s'étant laissé tomber, avait brisé le cal non encore assez solidifié, ce qui l'a contraint à garder le lit pendant un mois de plus.

Quatrième cas. — Fracture comminutive du tibia droit, fragment détaché de quatre centimètres d'étendue, arcure en dehors du péroné qui résiste à l'extension et à la pression. Cette fracture partielle du tibia laisse au blessé une arcure externe du péroné qui entraîne le pied

et contraint le malade, dans la progression, à s'appuyer sur son bord
externe. J'ai eu l'idée de forcer le redressement du péroné, n'ayant
point encore vu de cas semblable, et ne pensant pas au désagrément
qui devait résulter de cet état, je me suis contenté d'essayer ; mais un
cas pareil se présenterait, que, s'il le fallait pour obtenir le redressement, je placerais le genou sur le point courbé, et aidé des deux mains,
dont l'une placée sur les malléoles et l'autre sur l'articulation fémoro-
tibiale, le genou servant de point d'appui, je ramènerais le pied et le
genou du malade jusqu'au parfait redressement, dussent les efforts
aller jusqu'à l'achèvement de la fracture du péroné ; car, dans le cas
que je viens de rapporter, je crois qu'il y avait fracture incomplète du
péroné.

Cinquième cas.—Fracture oblique du tiers inférieur de la jambe, compliquée de plaie et d'issue du tibia, la portion faisant saillie de sept
centimètres de longueur est en bec de flûte. Cette fracture a eu lieu
par contre-coup, le corps vulnérant ayant frappé la partie inférieure
de la cuisse ; réduction, soins ordinaires. Mon attelle est posée ; guérison se faisant attendre deux mois ; la plaie était cicatrisée au bout de
quinze jours. Le malade, sujet aux douleurs rhumatismales, a souffert
de toutes les parties du corps, excepté de la jambe fracturée ; il conserve un peu de raideur de l'articulation tibio-tarsienne.

Sixième cas. — Fracture avec écrasement de la jambe droite, délire
presque instantané. J'arrive deux heures après l'accident, la jambe a
triplé de volume, je la fais couvrir de sangsues, l'enveloppe de linges
mouillés et que l'on arrosera d'eau de têtes de pavots froide. Le lendemain, nouvelle application de sangsues ; le malade est toujours dans
le délire et ne connaît personne ; mêmes arrosements. Pendant la nuit
du second au troisième jour le malade a repris connaissance et demande avec instance à être reconduit chez lui. J'accède à ce désir et
le fais conduire au pas à Bettancourt, lieu de sa demeure, où, arrivé, je
le fais placer sur un lit préparé à l'avance ; je profite de ce déplacement
pour lui poser mon attelle extensive ; le lendemain, à ma visite, je
trouve la jambe couverte de petites phlyctènes remplies d'un liquide
roussâtre d'une odeur douteuse, la peau de la jambe d'une chaleur
mordicante ne peut plus se distendre. Le cinquième jour, même état
et mêmes soins, les liens placés sur la jambe maintiennent sans serrer.
J'ai eu pendant huit jours des inquiétudes sérieuses et l'appréhension
de voir une gangrène traumatique se déclarer. A cette époque, les
symptômes inquiétants ayant disparu, cette fracture a suivi une marche
régulière, et dans le mois d'août j'enlevai mon attelle que je remplaçai par un simple bandage roulé. Maintenant le blessé, parfaitement
guéri, a repris ses travaux d'agriculture.

Puissent ces résultats, obtenus dans les vingt-quatre cas cités, paraître
suffisants pour démontrer clairement que ces appareils peuvent être
employés avec la sécurité la plus parfaite.

Sont-ils préférables aux autres pour les résultats et la facilité de
l'emploi ? Inventeur, je dirai *oui* ; mais je préfère m'en rapporter au
jugement des hommes impartiaux quand ils auront bien voulu en faire
l'essai.

DE L'ACTION DES APPAREILS, DES RÉSULTATS OBTENUS
ET DE CEUX QU'ON PEUT OBTENIR.

En général, dans les fractures du fémur et de la jambe, celles obliques surtout, le but du médecin doit être d'affronter les surfaces de la
solution de continuité, de maintenir en contact et de prévenir le chevauchement des pièces osseuses, de les contenir dans l'immobilité la
plus absolue et la direction normale, enfin de s'opposer à la tendance
que le membre a à se trouver raccourci, pour la cuisse tant par le

poids du corps que pousse le bassin que par l'action des muscles qui partent de cette partie et tendent incessamment à faire remonter l'extrémité inférieure de la fracture.

Les appareils inventés et usités suffisent-ils à ces indications? La découverte et la description d'un procédé nouveau doit-elle être considérée comme inutile, surtout quand dans ce procédé l'on propose une voie d'extension et de contre-extension qui n'a encore été indiquée ni étudiée par personne?

Si jusque-là tous les procédés à extension ont failli, ne peut-on pas l'attribuer à ce que l'on est toujours parti du même point et que l'on n'a fait que varier plus ou moins les formes?

Les procédés les plus usités et qui paraissent jouir de la même faveur, sont le procédé *Dessault* et tous ceux qui en dérivent , le procédé *Pott* et ses modifications, et enfin le procédé *Souters*, modifié par *Mayor*, de Lausanne.

Dans celui de *Dessault*, et je comprends sous cette dénomination tous les appareils ou modifications d'appareil à extension latérale, où les effets de l'extension se passent sur la partie latérale du membre; l'extension toujours douloureuse l'est bien moins que la contre-extension qui, malgré les plus grandes précautions , est presque constamment accompagnée de plaies sur les parties où elle prend ses points d'appui, elle a un inconvénient bien plus grave que les douleurs qu'elle occasionne, c'est la contraction nerveuse des muscles qui, irrités par cette cause toujours agissante, tend incessamment à faire chevaucher les os fracturés.

Outre les accidents occasionnés par le lien contre-extenseur, l'on a à redouter un déplacement latéral lorsque la fracture se trouve située près des trochanters. Ce déplacement est facile à concevoir et à expliquer, aidé et facilité qu'il est par l'extrémité supérieure de l'attelle interne qui, ne pouvant dans ce cas porter sur les deux bouts de l'os, tend à repousser en dehors le bout supérieur de l'extrémité inférieure du fémur et laisser, par ce moyen, la partie supérieure qui se trouve privée de point d'appui, céder au poids du corps qui la pousse en bas.

L'extension latérale suffit-elle pour empêcher le bassin, pressé par le poids du corps, d'aider au déplacement? Oui et non. Oui quand le bandage est posé par des mains habiles et exercées et que le lien contre-extenseur est constamment surveillé; cependant je crois pouvoir douter d'une entière efficacité chez les blessés très-irritables ou indociles; dans ces cas, quel moyen efficace peut-on employer pour parer à ce grave inconvénient?

Un autre inconvénient à signaler : dans tous les appareils à extension latérale l'on s'occupe fort peu du pied; *Dessault* le veut maintenu dans la flexion sur la jambe au moyen de l'étrier, *Boyer* dans la même position au moyen de la semelle. Ne peut-on, au moins en partie, attribuer à cette position qui entretient dans l'extension les muscles qui concourent à la formation du tendon d'Achille et fait reposer tout le poids du membre sur la partie du calcanéum, qui donne attache à ce tendon, les douleurs du talon et du mollet, douleurs souvent tellement fortes et intolérables qu'elles font oublier toutes les autres au blessé.

Cependant pour obtenir une guérison avantageuse au malade et honorable pour le médecin, il faut, autant que possible , éviter les douleurs qui ont les graves inconvénients d'épuiser les forces et la patience du blessé et d'altérer sa confiance dans l'homme de l'art qui lui donne ses soins.

Si les fractures sont compliquées de plaies graves qui aient besoin d'être pansées au moins une fois par jour, c'est alors que l'on apprécie mieux les inconvénients des procédés qui, pour chaque pansement journalier, exigent les mêmes précautions que le premier jour, et cela souvent pendant plusieurs mois; car l'on se trouve obligé de déplacer et replacer les moyens d'extension et de contre-extension à tous les pansements.

Il est encore une considération, je veux bien croire que tous les praticiens croiront pouvoir appliquer bien l'appareil *Dessault* ; mais je considère l'application bien faite de ce bandage comme très-difficile, très-minutieuse et exigeant beaucoup d'habitude de le faire. Dans la vie on ne trouve pas assez souvent des cas de cette espèce pour qu'il soit donné à tous de pouvoir joindre une pratique habile et adroite à la théorie.

Cependant cet appareil, quoiqu'il laisse beaucoup à désirer, est encore préférable à celui à double plan incliné et toutes ses modifications ; parmi les très-graves inconvénients que l'on peut reprocher à cet appareil, il faut mettre en première ligne le danger de laisser les blessés exposés aux articulations anormales.

Le double plan incliné qui a pu fort bien réussir entre les mains des savants opérateurs qui l'ont modifié, échouera très-souvent avec les praticiens ordinaires ; car, privé comme il l'est de moyens contentifs, le malade, dans les moindres mouvements, déplacera les os et facilitera une fausse articulation.

Je suppose que la surveillance la plus active de la part du blessé, qui aura pris la ferme résolution de ne pas remuer, suffise pour prévenir les mouvements pendant la veille, qui préviendra les soubresauts du sommeil ? Puis, comment ne pas déplacer les portions fracturées quand l'on voudra glisser le plat à bassin ?

Si ce procédé a des chances douteuses avec les blessés qui peuvent avoir une volonté forte, il ne laisse aucune chance de succès avec les malades indociles et irritables ; car, étant privé de tout moyen de contention, rien ne pourra empêcher les fréquents mouvements qui auront lieu.

Si cet appareil n'a pas les défectuosités de celui de *Dessault* pour l'extension et la contre-extension, il en a, qu'avec la patience et l'adresse que l'on doit supposer à tous les médecins opérateurs, on ne peut éviter : difficulté de maintenir en contact les os fracturés, de rendre au membre sa longueur normale, et de s'en assurer, impossibilité du moindre mouvement sans déplacement, consolidation rendue problématique par les moindres mouvements que peut involontairement faire le malade ou que l'on peut être obligé de lui faire éprouver.

L'appareil de *Mayor*, de Lausanne, qui est la planchette de *Souters* rectifiée, peut-il être considéré comme offrant les garanties de sécurité nécessaires pour soigner des blessures si graves ? Dans ce procédé, point d'extension ni de contre-extension permanente possibles ; la planchette sous-jacente et les mouchoirs sont, il est vrai, bien plus simples et surtout faciles à trouver que les pièces de mon appareil ; mais, outre que l'extension et la contre-extension ne peuvent être produites par cet appareil, je n'oserais pas confier une fracture oblique à un procédé qui n'a pour moyen de contention que quelques mouchoirs placés plus ou moins loin de la fracture ; peut-on, sans extension, empêcher le chevauchement des fractures obliques du fémur, prévenir les soubresauts nerveux, les déviations du pied ; peut-on rendre possibles les défécations, puis enfin, si la fracture est près des trochanters, la planchette ne s'étendant pas au-delà de la tubérosité ischiatique, quelle sera donc son action, quel service pourra-t-elle rendre et quels seront donc les moyens indispensables de contention pour un membre qui doit rester constamment suspendu, puis comment soutenir le membre suspendu sans y faire participer le bassin qui se trouve faire corps commun par l'articulation ilio-fémorale ? Alors les mouchoirs deviennent insuffisants, et l'on se trouve obligé d'avoir recours à une ceinture pour engager et maintenir la planchette. Je considère le procédé *Mayor* comme une idée inachevée et incomplète et n'ayant d'analogie avec mon appareil que l'attelle sous-jacente avec cette différence très-grande, que mon attelle est le moyen d'appui de l'extension médiane et d'action de la contre-extension, dont le point d'appui est la ceinture, et que le membre pelvien, maintenu dans toute sa longueur comme il l'est, se trouve faire corps commun avec l'attelle, et donne une sécurité complète pour le blessé aussi bien que pour le médecin. Les différences entre le procédé du célèbre médecin de Lausanne et le mien sont trop grandes, je crois, pour que jamais ces appareils puissent être confondus.

Après avoir exposé ma conviction sur les appareils dont je viens de donner un aperçu très-abrégé, je récapitulerai succinctement les différences du mien.

A l'aide de l'attelle postérieure de mon appareil, l'extension et la contre-extension se passent entièrement sur la partie médiane du membre sans douleur comme sans difficulté; à l'extrémité inférieure de cette attelle se trouve un point d'appui d'extension aussi ferme que facile au moyen de la tige montante; cette tige courbée peut, dans le besoin, servir de moyen de suspension quand elle peut être jugée nécessaire ou utile, comme dans l'observation septième de ce mémoire; l'extrémité supérieure, engagée dans le gousset qui lui est réservé rend la contre-extension immuable, s'oppose à l'affaissement du tronc sur la cuisse qui, avec les autres appareils, tend à pousser en bas le fragment supérieur du fémur, et fait un tout positif du bassin, de la cuisse, de la jambe et du pied. L'attelle, à l'aide du mécanisme placé au tiers inférieur de sa portion fémorale, peut très-facilement se prêter au besoin d'allongement nécessité par les circonstances; avec les deux brisures articulées, elle donne la facilité de la rendre mobile ou fixe, fléchie ou droite. Ces dispositions seront très-avantageuses quand, sans danger, on pourra permettre aux blessés de légers mouvements de flexion, soit du bassin sur la cuisse, soit de la jambe sur la cuisse; ces mouvements préviendront la raideur de l'articulation fémoro-tibiale, et aideront le malade à supporter plus facilement l'ennui d'un si long accident. Si l'on croyait devoir essayer du double plan incliné, ce serait chose très-facile à faire.

La ceinture, fixée par deux ou trois boucles sur la partie antérieure de l'abdomen, région de la symphyse des pubis, assurée et maintenue en place par les sous-cuisses, reçoit l'attelle extensive à laquelle elle est liée par une courroie bouclée et sert à fixer la grande attelle latérale externe par le ruban de fil qui est cousu à son bord supérieur externe.

Les sous-cuisses, attachés comme je l'ai dit après le bord inférieur de la ceinture, celui du côté malade, le seul qui pouvait occasionner de la douleur, placé comme je l'ai décrit, aura le très-grand avantage, non-seulement de bien et solidement maintenir et fixer l'attelle dans une bonne direction, mais encore d'éviter les douleurs de compression au blessé, le sous-cuisse de l'autre côté, à l'aide de la garniture, ne fera également éprouver aucune douleur.

Le brodequin et la genouillère fournissent à l'extension un point d'appui solide et invariable, et nullement douloureux pour le membre sur lequel ils sont exactement adaptés; l'on peut, quand les circonstances l'exigent, varier le point d'appui d'extension alternativement du pied au genou; on peut encore suppléer le brodequin et le remplacer par le bracelet coussiné décrit dans la seizième observation.

La semelle, qui est à peine indiquée par quelques praticiens, est d'une très-grande utilité dans mon appareil, avec elle on pourra espérer éviter les intolérables douleurs du talon, l'on préviendra efficacement l'inclinaison du pied en dehors ou en dedans, l'on pourra mettre dans le relâchement jugé nécessaire les muscles qui concourent à la formation du tendon d'Achille, et enfin l'on assurera un point d'appui fixe et stable au pied.

Les trois attelles concaves, posées sur des coussinets et fixées par les courroies à boucles, serviront à contenir d'une manière invariable les deux extrémités de l'os dans la position que l'on aura jugé à propos de donner.

Toutes les pièces de cet appareil concourant au même but, celui de la fixité sans douleur, on devra toujours espérer un résultat aussi avantageux pour le malade qu'honorable pour le médecin.

Je joindrai à ces considérations la facilité et la simplicité d'application de mon appareil et par dessus tout la facilité des pansements subséquents, la possibilité de tous les instants de s'assurer de l'état du membre blessé et la parfaite sécurité que ce bandage lui inspire.

Si le médecin croyait meilleure ou plus avantageuse la position fléchie du membre, sans rien changer, ôter ou ajouter, l'on pourrait faire l'essai de la flexion, il suffirait de rendre les deux charnières mobiles en ôtant les boulons, alors fléchir la jambe sur la cuisse et celle-ci sur le bassin, le membre se trouverait de suite maintenu et placé dans la position que lui veut *Dupuytren* et *Delpech*, avec cet avantage que la flexion n'étant tentée qu'après la réduction opérée, le membre se trouverait fixé d'une manière stable et solide à l'appareil et qu'on pourrait toujours, sans douleur pour le malade, le replacer dans sa première position ; cette idée peut très-facilement être mise à exécution et présenter des résultats avantageux.

On a obtenu et tous les jours on obtient des guérisons avec les moyens que je propose de remplacer, les preuves sont trop nombreuses pour pouvoir mettre la chose en doute. Seulement, dans les appareils que je viens de décrire, je crois trouver des moyens plus sûrs, plus faciles pour les hommes de l'art et pour les blessés. Mais si, par une transition qui peut journellement se présenter, nous passons aux fractures compliquées de plaies graves et d'esquilles ou de corps étrangers, alors les procédés employés laisseront bien moins de chances de succès que mes appareils.

Il y a cependant bien loin des difficultés qui, dans certains cas, peuvent être extraordinairement augmentées, à cette preuve de découragement donnée par des grands maîtres de l'art, qui ont cru devoir conseiller et même prescrire l'amputation au-dessus de la fracture compliquée de la cuisse, et cela dans tous les cas.

Que resterait-il donc à faire pour les chirurgiens dans les cas de fractures compliquées depuis un pouce au-dessous du grand trochanter ? La désarticulation de la cuisse !... Combien cette opération, qui ne devrait presque exister qu'en théorie, a-t-elle déjà réussi de fois ? Et cependant il n'est pas un seul chirurgien militaire du temps des campagnes de l'Empire qui ne puisse affirmer avoir vu guérir des fractures de cette partie du fémur ; ces temps sont trop près de nous pour que l'on puisse révoquer en doute mon assertion. Pour se convaincre de sa véracité, il suffirait de compulser les brevets des retraités, où l'on trouverait des blessés guéris, non-seulement en Allemagne, mais même en Espagne et en Portugal, où souvent cependant nous manquions des objets de première nécessité.

A quoi donc tient cette grande méfiance de l'aide que doit nous accorder la nature ? La pratique aurait-elle découvert, pendant la longue paix de laquelle nous venons de jouir, que nos procédés conservateurs doivent être abandonnés ?

Je le trouverais bon si c'était pour faire mieux ; mais je doute fort que l'on trouve beaucoup de blessés qui préfèrent le sacrifice d'un membre à l'espérance de le conserver, dût-il être un peu plus court et moins libre que dans l'état normal. L'on objectera les dangers d'un traitement long, douloureux et souvent traversé par de graves accidents. Il est vrai qu'à l'aide de l'amputation (de laquelle on ne guérit pas toujours) d'une plaie grave et qui exigerait beaucoup de soins, de patience et d'expérience pour le traitement, on fera une plaie simple et qui pourra être confiée à tous pour la guérison ; mais le temps des douleurs passé, l'on n'y pense plus et le membre reste, et quand l'ablation en a été faite, il ne reste plus que le regret de n'avoir pas couru les chances de tout souffrir pour le conserver.

Ce fâcheux et effrayant pronostic, porté par des hommes instruits et savants, serait-il la conséquence de la défectuosité des moyens et procédés employés ?

Si l'on trouve les moyens défectueux, pourquoi ne pas en chercher d'autres ? Il est si facile de stimuler l'invention ; l'espérance d'un prix, d'une citation honorable, sont des moyens assez puissants pour faire trouver des procédés meilleurs ; alors les grands maîtres, qui sont si bien placés pour éprouver, expérimenter et apprécier, n'auront qu'à choisir et rectifier.

Parviendrai-je à faire entendre ma faible voix et pourrai-je, dans l'intérêt de nos braves soldats, en réclamant, comme preuve à l'appui de mon opinion, les nombreux blessés guéris dans ces temps-là, démontrer que ce que l'on enseigne comme règle générale et même sans exception, doit, au contraire, être l'exception à la règle générale ?

J'ai tâché de démontrer et de prouver que ce n'est point sur la théorie, mais bien sur la pratique, que je m'appuie pour établir cette différence de pronostic. Le hasard m'ayant placé dans la position de pouvoir soigner beaucoup de fractures compliquées, étant imbu et obéissant à cette philanthropique et sage maxime du célèbre *Dessault* : « Sacrifier une partie à la conservation du tout, est la dernière res- « source de l'art ; il faut, avant de s'y résoudre, épuiser celles qui « peuvent rendre à la vie et à leurs fonctions l'ensemble de nos or- « ganes. » J'ai eu le bonheur et la douce satisfaction de voir que beaucoup de blessés, qui avaient refusé de se laisser amputer, ont été guéris et se servent encore des membres que les soins intelligents des chirurgiens, aidés de la persévérance des malades, ont su conserver.

Ce fut à la fin de 1806 qu'a commencé à se former en moi cette conviction, que les soins du médecin, aidant aux efforts de la nature, l'on pouvait concevoir l'espérance de conserver aux blessés les membres atteints des fractures les plus graves, quoique compliquées de plaies et d'esquilles.

Le corps d'armée du maréchal Bernadotte venait de battre l'armée du général Blucher et de prendre Lubeck. Les blessés des plusieurs affaires qui avaient précédé la prise de cette ville, qui fut enlevée d'assaut, furent placés et réunis dans plusieurs maisons qui furent érigées en hôpitaux. Le corps d'armée, en se portant en avant, laissa ses blessés et emmena ses chirurgiens.

Dans les circonstances ordinaires, ce service aurait exigé la présence de dix-huit à vingt chirurgiens, nous fûmes laissés sept ; l'on nous adjoignit des chirurgiens civils pour nous aider, et le service de très-graves blessures nous fût confié.

J'avais vu appliquer le bandage de *Dessault*, je l'avais appliqué, mais sous les yeux d'hommes expérimentés ; il fallut le faire n'ayant pour aides que des infirmiers ; le chirurgien-major, chargé en chef de l'inspection et de la visite de tous ces petits hôpitaux, ne pouvait les voir au plus qu'une fois tous les deux jours, et une fois sur les deux assister aux pansements.

J'eus alors, parmi les blessés qui me furent confiés, dix fractures de cuisse ou de jambe. Jaloux de mériter la confiance qui venait de m'être accordée, je m'identifiai en quelque sorte avec mes blessés, et, aidé de la théorie que je mettais souvent à contribution et soutenu par la maxime de *Dessault*, j'eus, pendant les quatre mois que nous restâmes à Lubeck, le bonheur de voir guérir quelques-unes de mes fractures et l'avantage de contracter l'habitude de faire les pansements les plus graves presque sans aide et très-vite.

Il existait encore, il y a quelques années, comme employé dans les bureaux de la guerre, un officier d'un régiment d'infanterie légère qui avait eu la cuisse fracturée par une balle dans l'intérieur de Lubeck, au moment de la prise d'assaut. Dans les soins que je donnai à ce blessé, j'eus l'occasion d'extraire de sa cuisse, à l'aide d'un séton, une portion cylindrique du fémur de deux pouces de long ; je me souviens de ce blessé, que je laissai totalement guéri, parce qu'il fut le premier sur lequel j'ai eu l'occasion de faire usage du séton.

Depuis cette époque, dans tous les hôpitaux militaires auxquels j'ai été attaché, le pansement des fractures m'a toujours été confié. Après la prise de Dantzick, le chirurgien en chef des armées me laissa à Marienbourg, près d'Elbing.

Dans cet hôpital qui, pendant longtemps, fut un des plus considérables de l'armée, on y a compté parfois trois mille blessés : une salle avait été spécialement destinée aux fractures des extrémités inférieures. Cette salle, toujours au complet, contenait soixante-dix lits ;

elle fut, pendant tout le temps que je restai à Marienbourg, c'est-à-dire depuis la prise de Dantzick jusqu'en novembre 1807, entièrement confiée à mes soins, et je puis dire qu'il n'est pas arrivé une seule fracture des membres inférieurs dans cet hôpital qu'elle n'ait été pansée par moi; j'ai beaucoup perdu de blessés, mais je puis affirmer en avoir guéri ou laissé en voie de guérison plus de la moitié de ceux qui me furent confiés.

Dès cette époque, j'avais pensé à modifier l'appareil de *Dessault*; j'ai bien des fois regretté depuis que le temps que j'étais obligé de consacrer à mon service ne m'ait pas permis de recueillir des observations sur quelques-uns des nombreux cas graves que j'ai eu à soigner pendant les cinq mois que j'ai été chargé de ce beau et instructif service.

En Espagne, à Madrid ; en Portugal, à Coimbre et à Oporto, j'ai, comme chef de service, toujours soigné les fractures.

J'ai cru pouvoir me permettre cette excursion dans ma vie de jeune homme, pour démontrer que la théorie ne m'avait point guidé ni déterminé à me dire conservateur.

CONCLUSION.

Dans les cas de fractures simples du corps, du col du fémur, les appareils à extension permanente doivent obtenir la préférence sur les autres; dans les cas de ces mêmes fractures compliquées de plaies graves ou seulement d'irritabilité nerveuse, ou d'indocilité du malade, mon appareil doit être employé de préférence aux autres, dans les cas de fractures compliquées de plaies graves à la partie postérieure, il n'y a que mon appareil latéral ou l'amputation.

Pour les fractures compliquées de la jambe, dans les circonstances graves où l'on est contraint d'avoir recours à l'extension permanente, mon appareil doit également être employé.

Dans les fractures de la jambe et de la cuisse du même côté, mon appareil doit être préféré à tous ceux connus, tant pour la facilité de l'application que pour la sûreté de la réussite.

J'ai l'espérance que si mon appareil est adopté, le pronostic toujours si grave des fractures de cuisse compliquées de plaies graves et d'esquilles cessera d'être aussi fâcheux, et que l'on ne sera plus contraint d'avoir recours à l'amputation que dans les cas qui deviendront très-rares, où il ne restera plus d'autres chances de salut que cet extrême et fâcheux moyen, le dernier d'un art éminemment conservateur.

Je ne crois pas avoir perfectionné l'appareil que je propose, mais ma part serait assez belle si, plaçant les praticiens sur une voie non explorée, je pouvais donner à cette spécialité de l'art un mouvement assez fort pour, avec les modifications que l'expérience pourrait trouver, l'aider à se mettre en harmonie avec la précision du manuel opératoire actuel.

Bar-le-Duc. — Typographie LAGUERRE, rue Rousseau, 18.